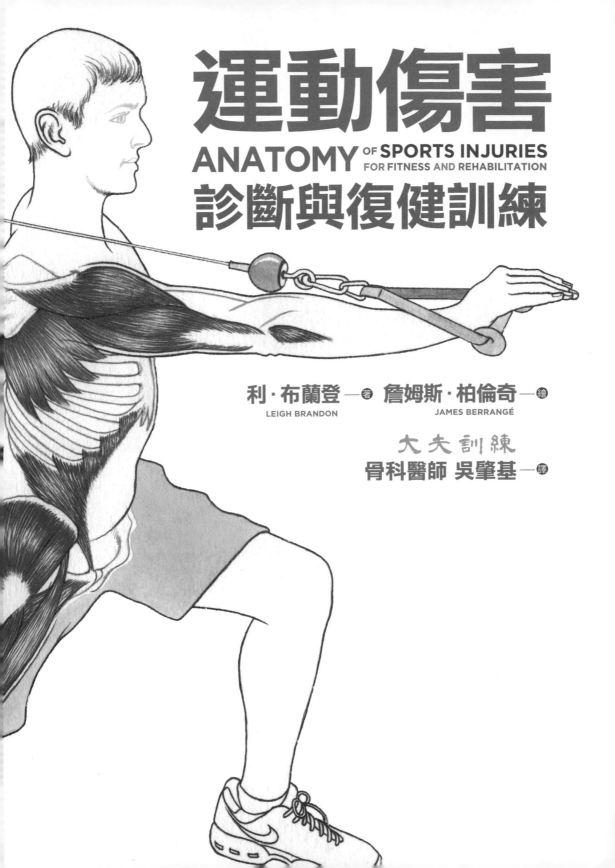

運動傷害

ANATOMY OF SPORTS INJURIES
FOR FITNESS AND REHABILITATION

診斷與復健訓練

利·布蘭登 —著 詹姆斯·柏倫奇 —繪
LEIGH BRANDON　　JAMES BERRANGÉ

大夫訓練
骨科醫師 吳肇基 —譯

運動傷害
ANATOMY OF **SPORTS INJURIES**
FOR FITNESS AND REHABILITATION
診斷與復健訓練

CONTENTS

PART 1
解剖學和損傷概論

如何使用這本書

《運動傷害診斷與復健訓練》是對於常見的運動損傷，及對其有效的復健運動之視覺和文字分析。同時本書也提供了如何適當運動，以及何時該尋求專業協助以克服運動損傷的指導。

本書分為三個部分：第一部分是解剖學定義、術語的基本介紹，以及運動損傷的概論，包括有關損傷預防、急性照護和急救、徒手治療、長期復原和生活方式考量的準則。

第二部分則以 13 個章節分別說明身體部位，重點介紹各部位常見的損傷。每個章節都會逐一解釋損傷，以及可能的受傷原因、治療計畫和統計數據。在損傷的急性期過後，矯正運動計畫最多可以包含三種類型，即鬆動、伸展、和／或運動，以幫助損傷復原。

請注意，損傷可能有多種原因，應該經由受過訓練的專業人員進行評估，以找出根本的原因。在這個階段，傷者應該要注意任何可能的肌肉失衡，並且根據這些資訊進行適當的矯正伸展和肌力訓練。若缺乏深入的評估，就會大大降低完全復原的可能性。因此，在此推薦的伸展和運動未必適用於所有人。

免責聲明：在沒有充足的指導和監督下，很多運動都有其一定程度的損傷風險。我們建議在從事任何運動之前，先由專業醫療人員進行徹底評估，如果是完全的初學者，請尋求合格的指導。本書並非醫療建議，任何因使用本書或其中資訊的人，所承受的任何損失、損傷或不便，作者和出版商不對其承擔責任。

第三部分是運動章節——「如何」運動的指導說明，以及某一塊肌肉作用時的視覺和技術之運動分析。通常還會說明起始和完成的姿勢，以及可能的訓練技巧。

成年人體有 600 多條肌肉和 206 塊骨頭；在這本書中，重點將會放在與運動和穩定有關的 92 條肌肉上。許多較小的肌肉、脊椎深部的小肌肉以及手腳的肌肉，本書則沒有特別予以關注。

本書的目的是幫助讀者增進對於運動損傷的了解，並克服運動損傷，恢復到最佳狀態，而不用擔心將來或進一步可能發生損傷。在開始復健計畫之前，建議讀者要先充分了解自己處於哪一個恢復階段，在正確的時間進行正確的治療和運動（在第一部分中已經說明）。例如，如果在急性期進行伸展和運動，可能會進一步傷害組織並使損傷更加嚴重。因此，建議讀者按照本書的內容順序逐步進行。在第一部分中，讀者將能了解本書所使用的解剖學定義和術語，以及損傷和復健策略的基本概念。在第二部分中，讀者會學到關於損傷的進階知識；在第三部分中，則會學到如何運動和伸展。

最終，損傷的組織必須被訓練到在運動時，能夠於所有平面上做出動作的嚴苛要求。這稱為最終階段的復健。雖然最終階段復健的指導內容不在本書的範圍，但建議讀者可以接受關於肌力和體能訓練的專業建議，或者閱讀 Leigh Brandon 所撰寫的《力量剖析與健身訓練（*Anatomy of Strength and Fitness Training for Speed and Sport*）》。

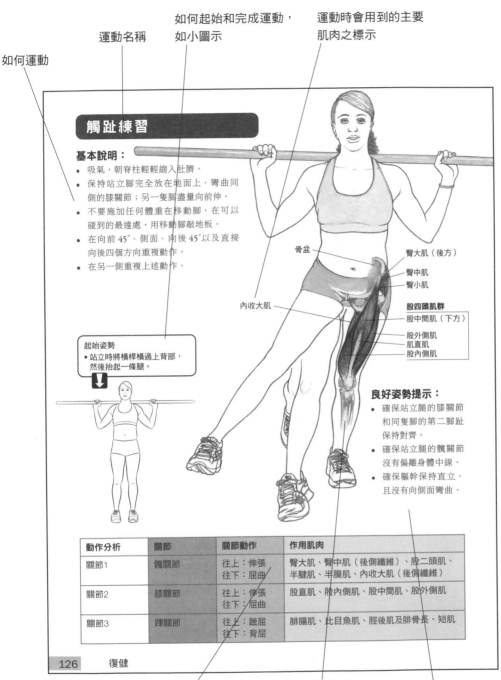

如何運動

運動名稱

如何起始和完成運動，如小圖示

運動時會用到的主要肌肉之標示

觸趾練習

基本說明：

- 吸氣，朝脊柱輕輕縮入肚臍。
- 保持站立腳完全放在地面上，彎曲同側的膝關節；另一隻腳盡量向前伸。
- 不要施加任何體重在移動腳，在可以碰到的最遠處，用移動腳敲地板。
- 在向前 45°、側面、向後 45° 以及直接向後四個方向重複動作。
- 在另一側重複上述動作。

起始姿勢
- 站立時將橫桿橫過上背部，然後抬起一條腿。

骨盆

內收大肌

臀大肌（後方）
臀中肌
臀小肌

股四頭肌群
股中間肌（下方）
股外側肌
肌直肌
股內側肌

良好姿勢提示：

- 確保站立腿的膝關節和同隻腳的第二腳趾保持對齊。
- 確保站立腿的髖關節沒有偏離身體中線。
- 確保軀幹保持直立，且沒有向側面彎曲。

動作分析	關節	關節動作	作用肌肉
關節1	髖關節	往上：伸張 往下：屈曲	臀大肌、臀中肌（後側纖維）、股二頭肌、半腱肌、半膜肌、內收大肌（後側纖維）
關節2	膝關節	往上：伸張 往下：屈曲	股直肌、股內側肌、股中間肌、股外側肌
關節3	踝關節	往上：蹠屈 往下：背屈	腓腸肌、比目魚肌、脛後肌及腓骨長、短肌

技術方面，關節、關節動作和所使用之肌肉的說明

描繪運動中所使用的主要肌肉之插圖

主要的訓練準則

解剖學的定義及術語

解剖學有自己的語言，雖然很專業，但是相當合邏輯，其源自於拉丁和希臘語的詞根，使得這種語言能夠更容易的用來學習和理解肌肉、骨骼或其它解剖部位的名稱。

無論是運動員、學生、物理治療師、肌力與體能教練、或是其他醫療人員，使用正確的解剖學詞彙與專業術語能讓你更容易的和其他專業人士交流或閱讀相關資料。

如同大多數的醫學術語一樣，解剖學術語也是由各個小的單詞部分所構成，其被稱為構詞成分，可以組合在一起形成完整的術語。「構詞成分」包含詞根、前綴和後綴。

了解各個單詞部分的含義，能讓你理解整個單詞的意思。大多數解剖學術語僅由兩個部分構成，不是前綴和詞根，就是後綴與詞根。

例如「subscapular」和「suprascapular」這兩個術語，詞根「scapula」指的是肩胛骨。「Supra」的意思為「上面」，因此「suprascapula」表示肩胛骨上面的某個部位。相反的，「sub」的意思為「下面」，「subscapular」指的是肩胛骨下面的某個部位。

解剖學術語中的常見前綴、後綴及詞根

詞根	含義	範例	說明
abdomin	與腹部有關的	abdominal muscle 腹肌	腹部的主要肌群
acro	末端	acromion 肩峰	肩胛骨上的突出
articul	與關節有關的	articular surface 關節面	關節的表面
brachi	與上臂有關的	brachialis 肱肌	上臂的肌肉
cerv	與頸部有關的	cervical vertebrae 頸椎	頸部的脊椎
crani	顱骨	cranium 顱骨	組成頭骨的骨骼
glute	臀部	gluteus maximus 臀大肌	臀部的肌肉
lig	連接、結合	ligament 韌帶	將骨頭連結在一起
pector	胸部	pectoralis major 胸大肌	胸部的肌肉
常見前綴			
ab-	遠離、從、離開	abduction 外展	遠離中線的動作
ad-	增加、附著、靠近	adduction 內收	靠近中線的動作
ante-, antero-	前面、在……之前	anterior 前面	身體的正面
bi-	二、雙	biceps brachii 肱二頭肌	有二個頭的上臂肌肉
circum-	繞圈	circumduction 迴旋	肢體的繞圓動作
cleido-	鎖骨	sternocleiomastoid 胸鎖乳突肌	附著在鎖骨的肌肉
con-	一起、共同	concentric contraction 向心收縮	肌肉附著處相互靠近的收縮
costo-	肋骨	costal cartilage 肋軟骨	肋骨的軟骨

costo-	肋骨	costal cartilage 肋軟骨	肋骨的軟骨
cune-	楔形	cuneiform 楔骨	腳部的楔形骨頭
de-	向下	depression 下壓	肩胛骨向下的動作
dors-	背面	dorsiflexion 背屈	腳背朝向小腿移動的動作
ec-	遠離	eccentric contractions 離心收縮	肌肉附著處相互遠離的收縮
epi-	上	epicondyle 上髁	骨頭的特徵，在髁上的突出
fasci-	帶狀	tensor fasciae latae 擴筋膜張肌	髖部的帶狀肌肉
flex-	彎曲	flexion 屈曲	關節角度變小的動作
infra-	下面、在……之下	infraspinatus 棘下肌	在肩胛骨棘下方的肌肉
meta-	後面、在……之後	metatarsals 蹠骨	腳部的骨頭，在跗骨的遠端
post-	後面、在……之後	posterior 後面	身體的背面
pron-	向前彎曲	prone position 俯臥	臉朝下趴著
proximo-	最靠近的	proximal 近端	最靠近肢體根部
quadr-	四	quadriceps 股四頭肌	大腿前側由四個部分組成的肌群
re-	向後、再	retraction 後縮	肩胛骨向中線拉近
serrat-	鋸子	serratus anterior 前鋸肌	邊緣呈鋸齒狀的肌肉
sub-	在……之下、下面	subscapularis 肩胛下肌	肩胛骨前下方的肌肉
super, supra-	在……之上，過度的	supraspinatus 棘上肌	在肩胛骨棘上方的肌肉
		superior 上面	朝向頭部
thoraco-	胸部、胸腔	thoracic vertebrae 胸椎	在胸部的脊椎
trans-	橫過	transverse abdominus 腹橫肌	橫過腹部的肌肉
tri-	三	triceps brachii 肱三頭肌	有三個頭的上臂肌肉
tuber-	隆起	tubercle 結節／粗隆	骨頭上小而圓的突出

常用後綴

-al, ac	有關的	iliac crest 髂骨脊	與髂骨有關的
-cep	頭	biceps brachii 肱二頭肌	有二個頭的上臂肌肉
-ic	有關的	thoracic vertebrae 胸椎	與胸部有關的
-oid	類似、呈……形狀	rhomboid 菱形肌	上背部肌肉，呈菱形
-phragm	分隔	diaphragm 橫隔膜	分隔胸腔和腹腔的肌肉

解剖學的定義及術語

人體由約 12 個系統構成，這些系統不斷交互作用，以控制多種複雜功能。這些系統由器官搭配結合而成，每個器官都有特定的能力，器官中的各種組織結構都對應著各自的用途與功能。

本書將說明並分析控制動作和姿勢的系統，即肌肉和骨骼系統，一般將之合稱為肌肉骨骼系統。

其他的系統則是心血管、淋巴、神經、內分泌、皮膚、呼吸、消化、泌尿、免疫和生殖系統。

肌肉系統

肌肉系統促成動作、維持姿勢，並能產生熱量和能量。該系統由三種類型的肌肉組織所組成：心肌、平滑肌和橫紋肌。

心肌形成心臟的壁，而平滑肌組織則形成內臟器官的壁，例如胃和血管。兩種肌肉組織均經由自主神經系統和荷爾蒙作用，進行不自主運動。

眾所周知，橫紋肌構成了大部分的肌肉。骨骼系統包括將肌肉附著在骨頭上的肌腱，以及圍繞在肌肉組織的結締組織（稱為筋膜）。

體重 70 公斤（154 磅）的男性人體，其骨骼組織大約有 25 至 35 公斤（55 至 77 磅）。

肌肉附著

肌肉藉由肌腱附著在骨頭上，附著點分為起始點和終止點。

起始點是近端（最靠近肢體根部），或是最靠近身體中線或中心的附著點，通常是移動最少的點，亦為肌肉收縮時的錨點。

終止點位於遠端（離肢體根部最遠），或是離身體中線或中心最遠的附著點。終止點通常是最容易移動的部分，且可以拉向起始點。

知道肌肉的起始點和終止點、肌肉跨越過哪些關節，以及該關節可以做出什麼動作，是運動分析的關鍵元素。

骨頭上的典型特徵，使之成為絕佳的肌肉附著點。典型骨頭特徵之說明可見第 11 頁的表。

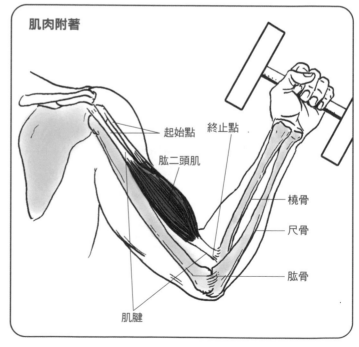

肌肉附著

起始點
終止點
肱二頭肌
橈骨
尺骨
肱骨
肌腱

典型骨頭特徵

特徵	說明	舉例
髁（Condyle）	關節上大而圓的突出，通常會連接到其他骨頭	股骨內和外髁 脛骨外髁
上髁（Epicondyle）	髁上的突出	肱骨內或外上髁
小面（Facet）	小而平的關節面	脊椎小面關節
頭（Head）	骨頭近端大而圓的突出，通常會形成關節	肱骨頭
脊（crest）	像山脊一樣，具有狹窄的突出	骨盆髂骨脊
線（Line／Linea）	沿著骨頭較不明顯的脊	股骨粗線
突起（Process）	任何明顯的突出	肩胛骨喙和肩峰突 肘關節尺骨鷹嘴突
棘／棘突（Spine／Spinous process）	骨頭表面明顯而細長的突出	脊椎棘突 肩胛骨棘
骨縫（Suture）	兩塊骨頭間形成固定或半固定關節的關節線	連結顱骨的骨縫
粗隆（Trochanter）	非常大的突出	股骨大粗隆
結節／粗隆（Tubercle）	小而圓的突出	肱骨大粗隆
結節／粗隆（Tuberosity）	大而圓，或粗糙的突出	骨盆坐骨粗隆
孔（Foramen）	骨頭上的圓洞或開口	內有脊髓的椎孔，沿著脊柱排列而下
窩（Fossa）	骨頭上凹陷、淺或平的表面	肩胛骨棘上和棘下窩

「骨骼」一詞源自希臘語，意思是「乾枯的」。嬰兒出生時大約有350塊骨頭，其中許多隨著生長而融合，形成單塊骨頭，因此成年人只有206塊骨頭。

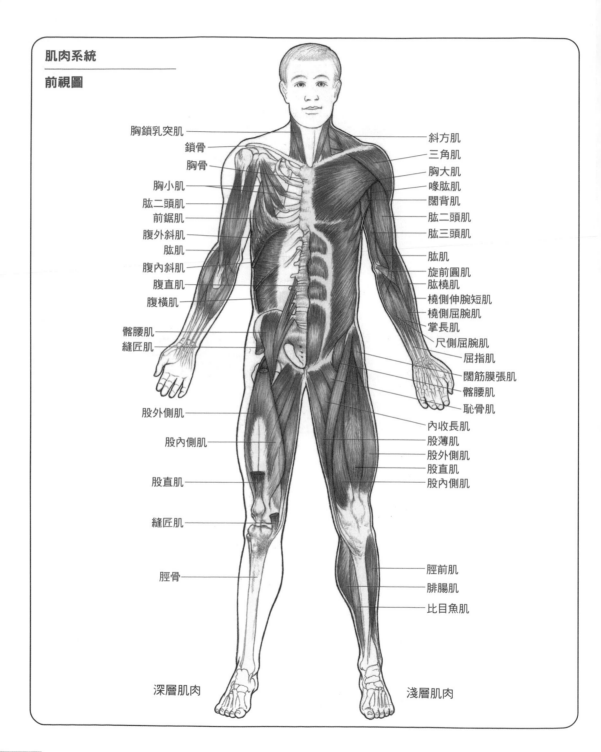

肌肉系統

前視圖

胸鎖乳突肌

鎖骨

胸骨

胸小肌

肱二頭肌

前鋸肌

腹外斜肌

肱肌

腹內斜肌

腹直肌

腹橫肌

髂腰肌

縫匠肌

股外側肌

股內側肌

股直肌

縫匠肌

脛骨

斜方肌

三角肌

胸大肌

喙肱肌

闊背肌

肱二頭肌

肱三頭肌

肱肌

旋前圓肌

肱橈肌

橈側伸腕短肌

橈側屈腕肌

掌長肌

尺側屈腕肌

屈指肌

闊筋膜張肌

髂腰肌

恥骨肌

內收長肌

股薄肌

股外側肌

股直肌

股內側肌

脛前肌

腓腸肌

比目魚肌

深層肌肉

淺層肌肉

　解剖學和損傷概論

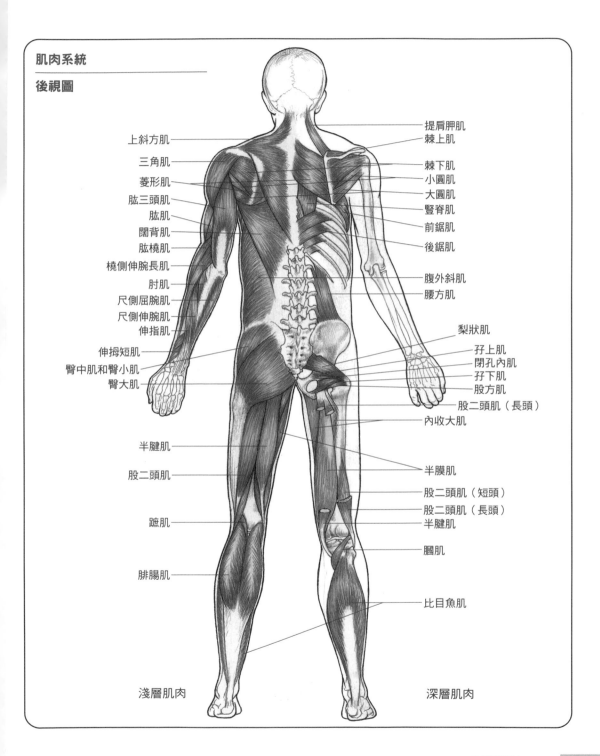

肌肉系統

後視圖

提肩胛肌
棘上肌

上斜方肌
三角肌
菱形肌
肱三頭肌
肱肌
闊背肌
肱橈肌
橈側伸腕長肌
肘肌
尺側屈腕肌
尺側伸腕肌
伸指肌
伸拇短肌
臀中肌和臀小肌
臀大肌

棘下肌
小圓肌
大圓肌
豎脊肌
前鋸肌
後鋸肌

腹外斜肌
腰方肌

梨狀肌
孖上肌
閉孔內肌
孖下肌
股方肌
股二頭肌（長頭）
內收大肌

半腱肌
股二頭肌

半膜肌
股二頭肌（短頭）
股二頭肌（長頭）
半腱肌

蹠肌

膕肌

腓腸肌

比目魚肌

淺層肌肉

深層肌肉

骨骼系統

　　由骨頭、韌帶（將骨頭連接到骨頭）和關節所組成。關節有時會被分類為獨立的系統，即關節系統。

　　除了可以產生動作之外，骨骼系統的主要功能還包括支撐肌肉，保護軟組織和內臟器官，儲存多餘的礦物質，以及在長骨的骨髓中形成紅血球。

系統整合

　　人體的系統是全面且複雜又相互依存的關係。例如要進行動作時，呼吸系統會吸入氧氣，而消化系統會將食物分解為必需的營養素。接著，血液經由心血管系統將氧氣和營養素運送到作用的肌肉，以產生能量反應，從而完成身體活動。

　　淋巴和循環系統則有助於帶走這些能量反應的廢物，隨後便由消化和泌尿系統轉化和／或排泄掉。神經系統與肌肉相互作用，使肌肉組織產生收縮和放鬆；關節系統使身體肢段得以活動。

股骨（大腿骨）大約是一個人身高的四分之一。也是人體中最大、最重且最堅固的骨頭。耳朵中的鐙骨是最短的骨頭，只有約2.5公釐長。成人的骨骼重量約為9公斤（20磅）。

骨骼系統

前視圖

- 顱骨
- 肩胛骨肩峰突
- 鎖骨
- 肩胛骨
- 胸骨
- 肋骨
- 肱骨
- 脊椎
- 橈骨
- 尺骨
- 髂骨脊
- 腕骨
- 薦椎
- 尾椎
- 掌骨
- 指骨
- 坐骨粗隆
- 骨盆
- 股骨大粗隆
- 股骨
- 髕骨
- 腓骨
- 脛骨
- 跗骨
- 蹠骨
- 趾骨

　　解剖學和損傷概論

身體平面和部位

我們是根據人體標準參考姿勢來學習解剖學和分析動作的，此姿勢又稱為解剖姿勢（參見下圖）。解剖構造的所有動作和位置之命名，都是以此種站姿為基準。

部位解剖學

本書是對於身體不同表淺部位的技術標示指引。解剖學用語中的常用名稱，例如「頭」被源自拉丁文的解剖學術語所取代，例如「顱」。

在不同的身體部位中還有所謂的次部位，例如顱骨部位中有額骨、枕骨、頂骨和顳骨次部位。

解剖平面

身體可分為三個假想的參考平面，每個參考平面互相垂直。

矢狀面由前到後穿過身體，將身體分為右半部和左半部。身體的中線稱為正中，如果直接由正中在矢狀面分割身體，則稱為正中矢狀面。冠狀（額狀）面從上到下穿過身體，將身體分為前半部和後半部。

橫向（水平）面以直角穿過身體中間，將身體分為上半部和下半部。

我們也可以將身體內部構造的解剖截切面，視為一種平面，這種橫切面稱為「動作平面」，關節動作便是根據這種平面來定義的。知道解剖截切面是分割在哪一個平面，將有助於了解自己的觀點和角度。

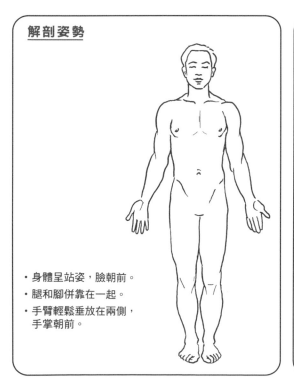

解剖姿勢

- **身體呈站姿，臉朝前。**
- 腿和腳併靠在一起。
- 手臂輕鬆垂放在兩側，手掌朝前。

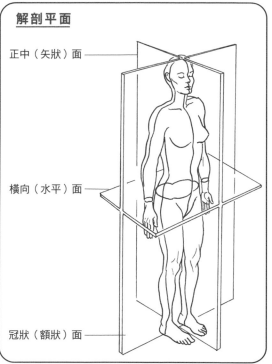

解剖平面

正中（矢狀）面

橫向（水平）面

冠狀（額狀）面

解剖學術語

關於身體構造的位置或方向，以及與之相關的身體構造或部位，有一套標準的解剖學術語。

人體是一個複雜的三維結構，了解描述其正確位置和方向的解剖學術語，有助於我們將身體上的某一位置與另一位置比較，並且知道此部位相對於其他解剖特徵的位置。

這些術語是唯一標準，無論人體呈站立、坐下或躺著的姿勢，其命名都與站立解剖姿勢一樣（參見第15頁）。與方向有關的術語不應該和關節動作相混淆（參見第17-20頁）。

解剖學上指示位置與方向的術語

位置	定義	使用範例
前面 （Anterior）	朝向前，和前方有關	胸肌位於身體前面
後面 （Posterior）	朝向後，和後方有關	小腿肌位於小腿後面
上面 （Superior）	在另一個構造的上方，朝向頭部	膝關節位於踝關節上面
下面 （Inferior）	在另一個構造的下方，朝向腳	髖關節位於肩關節下面
外側 （Lateral）	遠離中線，朝向外	橈骨位於尺骨外側
內側 （Medial）	靠近中線，和中間有關	脛骨位於腓骨內側
近端 （Proximal）	最靠近軀幹或肢體的根部；有時用來表示肌肉的起始點	肩關節位於肘關節近端
遠端 （Distal）	遠離身體的中線或中心，或肢體的根部；有時用來表示遠離肌肉起始點的位置	膝關節位於髖關節遠端
表淺 （Superficial）	靠近身體表面，比其他構造更靠近身體表面	腹直肌是腹壁最表淺的肌肉
深層 （Deep）	遠離表面，比其他構造更深入人體	腹橫肌是腹壁最深層的肌肉
俯臥 （Prone）	臉朝下趴著	俯臥眼鏡蛇運動以躺著為起始姿勢開始
仰臥 （Supine）	背躺著，臉朝上	臥推運動由仰臥姿勢開始

解剖學和損傷概論

關節動作

知道和理解動作（是哪一個關節在活動及其如何活動）是分析複雜運動所必須的。本書為你完成了關節辨別的工作，理解本章節將有助於你精進運動分析。

關節類型

有一些關節是固定的，有一些則是半固定的，這兩種關節幾乎沒有任何活動。例如，頭顱的骨頭以被稱為骨縫的構造連接在一起，形成固定關節；而在脊柱連接骨盆的地方，薦髂（「薦」是指薦椎，而「髂」是屬於骨盆）關節是半固定的，僅有相當小的活動量。

第三類關節是自由活動的滑液關節，因其特定的形狀、大小和構造而有不同的活動方式。

滑液關節是身體內最常見的關節。此項分類乃基於圍繞在關節的關節囊，其內膜受到動作刺激會分泌潤滑用的滑液。典型的滑液關節包括肩、膝、髖、踝、腳和手的關節，以及脊椎關節。

關節作用

進行舉重或跑步等活動時，結合神經刺激和肌肉收縮便可使滑液關節產生動作。

例如，進行硬舉時（第127頁），重量從地板往上被抬起，這是因為跨越關節的作用肌肉收縮，關節因此得以伸張，使踝、膝和髖關節的角度增加。

關節動作指示

大部分的關節動作都有通用名稱，適用於多數主要的關節，但有些動作只會發生於特定的某個關節上。

常見的關節動作都產生在相似的動作解剖平面，例如，肩、髖和膝關節的屈曲都在矢狀面產生（見第15頁）。這使得學習關節動作和邏輯性的動作分析變得容易。

下表首先列出了常見動作，接著是只在某個關節產生的特定動作。

嚴格來說，僅命名動作以及肢體或身體部位是不正確的。例如，「腿部伸張」無法說明這個動作是產生在膝、髖或踝關節。最好養成將動作和動作關節配對的習慣，例如，肘關節屈曲、髖關節伸張、脊柱旋轉和肩胛骨抬高（軀幹動作可能是唯一的例外，因為脊柱的所有關節都連結在一起，從而產生整個身體的動作）。

動作通常是配對產生。每一個動作必然都有回復動作以回到起始位置。典型的配對包括屈曲和伸張、外展和內收、內轉和外轉、前突和後縮、上抬和下壓。

請記住，所有動作的命名都如同站立解剖姿勢一樣（見第15頁）是標準用語。因此，無論是站著、坐著或躺著（仰臥），「肘關節屈曲」所指稱的都一樣。

主要關節動作

常見動作	平面	說明
外展	冠狀面	遠離中線
內收	冠狀面	靠近中線
屈曲	矢狀面	減少兩個構造間的角度
伸張	矢狀面	增加兩個構造間的角度
內轉	橫向面	沿著骨骼的垂直軸朝向中線旋轉
外轉	橫向面	沿著骨骼的垂直軸背向中線旋轉
迴旋	所有平面	肩或髖關節的完整圓周動作
特定動作		
1. 踝關節動作		
蹠屈	矢狀面	腳趾向下移動
背屈	矢狀面	腳朝向小腿移動
2. 前臂動作（橈尺關節）		
旋前	橫向面	由肘關節將手和腕向內側旋轉
旋後	橫向面	由肘關節將手和腕向外側旋轉
3. 肩胛骨動作		
下壓	冠狀面	肩胛骨向下動作，例如往下擠壓肩胛骨
上抬	冠狀面	肩胛骨向上動作，例如往上聳起肩胛骨
外展（前突）	橫向面	肩胛骨遠離脊柱的動作
內收（後縮）	橫向面	肩胛骨靠近脊柱的動作
向下旋轉	冠狀面	肩胛骨向下旋轉，可向上旋轉回復
向上旋轉	冠狀面	肩胛骨向上旋轉。肩胛骨的下角向上和向外移動
4. 肩關節動作		
水平外展／伸張	橫向面	肱骨橫向遠離身體中線的動作
水平內收／屈曲	橫向面	肱骨橫向靠近身體中線的動作
5. 脊柱／軀幹動作		
側向屈曲	冠狀面	軀幹遠離中線的動作
	冠狀面	軀幹在冠狀面朝向中線回復
6. 腕關節動作		
尺側偏移	冠狀面	解剖姿勢中，手靠近中線的動作
橈側偏移	冠狀面	解剖姿勢中，手遠離中線的動作

　　解剖學和損傷概論

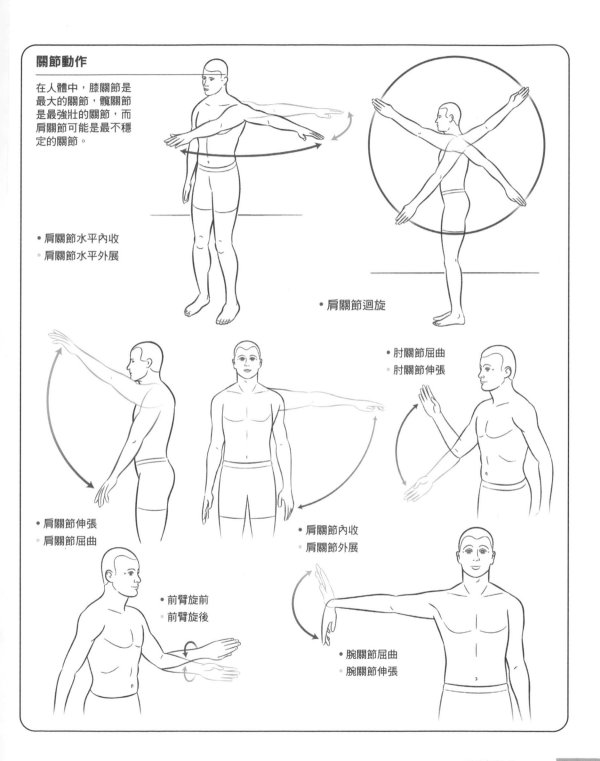

關節動作

在人體中，膝關節是最大的關節，髖關節是最強壯的關節，而肩關節可能是最不穩定的關節。

• 肩關節水平內收
• 肩關節水平外展

• 肩關節迴旋

• 肩關節伸張
• 肩關節屈曲

• 肩關節內收
• 肩關節外展

• 肘關節屈曲
• 肘關節伸張

• 前臂旋前
• 前臂旋後

• 腕關節屈曲
• 腕關節伸張

關節動作

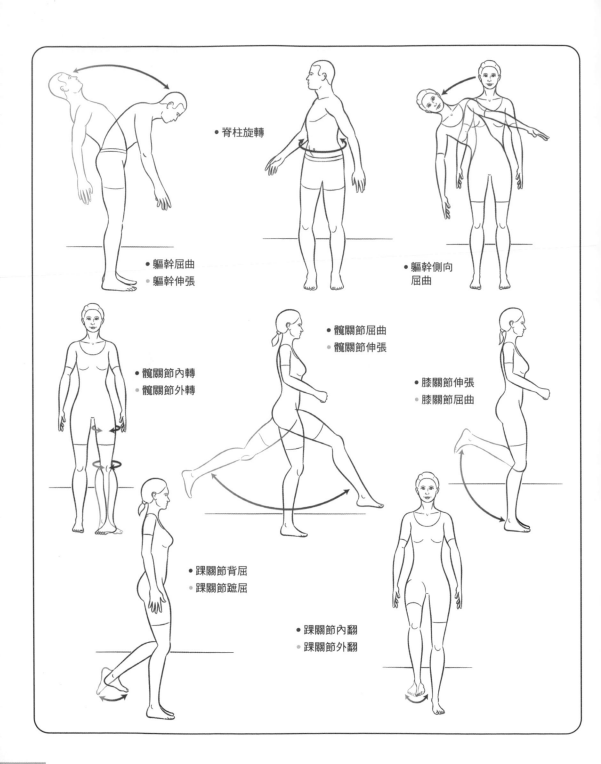

- 脊柱旋轉
- 軀幹屈曲
- 軀幹伸張
- 軀幹側向屈曲
- 髖關節內轉
- 髖關節外轉
- 髖關節屈曲
- 髖關節伸張
- 膝關節伸張
- 膝關節屈曲
- 踝關節背屈
- 踝關節蹠屈
- 踝關節內翻
- 踝關節外翻

解剖學和損傷概論

損傷分類

扭傷

　　扭傷是指韌帶部分或完全撕裂。當關節動作的活動度超出其正常範圍時，便會導致扭傷。嚴重的扭傷通常會造成骨折和脫臼，若有此疑慮則應當就醫並進行 X 光檢查。與肌肉組織相比，韌帶相對較沒有血管（血液供應不良），因此需要更多的時間來癒合。這是因為缺乏血液供應，營養難以送達，無助於癒合；同時也比較缺乏清除廢物的能力。與拉傷相比，扭傷較晚才出現腫脹。扭傷後數個小時會產生腫脹，而拉傷只要數分鐘就會腫脹。

- 第一級扭傷是指韌帶的輕微撕裂。患者可能會感覺輕微的局部疼痛和壓痛，亦可能出現輕微的腫脹和肌肉痙攣。關節功能則不會受到太大影響。經過正確的治療和照護，第一級扭傷需要 2 至 3 週恢復。

- 第二級扭傷是指部分韌帶纖維嚴重撕裂。患者休息時可能會覺得疼痛，在負重和應力測試時亦然。在這種扭傷情況下，可能會出現明顯的腫脹和功能喪失。恢復期為 3 至 6 週。

- 第三級扭傷是指韌帶纖維完全斷裂。患部劇烈疼痛，關節功能嚴重喪失，肌肉痙攣且失去關節穩定性。關節周圍也可能會迅速腫脹。如果扭傷是突然發生或伴隨創傷而來，可能會聽到啪的一聲。第三級扭傷在手術後，恢復期多達 3 至 4 個月或甚至更長的時間。

拉傷

　　拉傷是因組織過度張力，造成肌肉或肌腱撕裂。拉傷通常發生在肌肉肌腱交接處。肌肉拉傷往往發生在舉起重物時，或爆發、快速的動作，以及肌肉和神經疲勞之時。因此，拉傷更常發生在體育賽事即將結束前；也可能由撞擊傷害或壓迫所致。運動員熱身不足會增加拉傷的可能性。肌肉的癒合速度往往比肌腱快，而肌腱又比韌帶更快，這是由於肌肉和肌腱的血液供應比韌帶要好，而且肌肉的血液供應量比肌腱多。

- 第一級拉傷是輕微的局部撕裂，在高強度活動時，肌肉功能可能會受到一些明顯的影響；在收縮和伸展時則會出現輕微至中等的疼痛。肌肉緊繃且碰觸時可能引起腫脹和壓痛，肌力因而減少。第一級拉傷可以相當迅速地恢復。

- 第二級拉傷是嚴重的部分撕裂，肌肉功能受到更大程度的影響。在收縮、伸展和碰觸時，患部有中等至強烈的疼痛。肌力減少，受傷和周圍的肌肉可能發生痙攣，或有中等至嚴重程度不等的腫脹，功能會受到很大的影響。若經過良好的治療，第二級拉傷的恢復期需要 3 至 6 週。

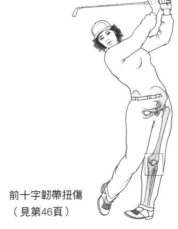

前十字韌帶扭傷
（見第46頁）

- 第三級拉傷是完全斷裂。這種類型的損傷是由嚴重的過度伸展，或非常有力的收縮所造成。奧運舉重選手、健美選手和田徑短跑選手皆是高風險族群。拉傷的症狀包括嚴重疼痛（局部和瀰漫性）、功能喪失、無力、明顯腫脹、相鄰肌肉痙攣，以及觸摸得到回縮鼓起的肌肉纖維。這種損傷通常需要手術介入，恢復期需2至3個月或更長的時間。

應力性骨折

應力性骨折是骨頭的細微骨折，往往是反覆的身體應力所導致的後果。長距離跑者最常發生這種骨折，通常是在跑量增加過快的情況下，產生脛骨或第四、第五蹠骨骨折。足球選手、板球選手、投擲選手、芭蕾舞者和團體運動教練也容易發生這種骨折。

應力性骨折的徵候是輕微疼痛、觸壓時的局部壓痛及腫脹。疼痛會隨著休息而減少，但隨著活動、負荷增加，痛感會較早出現。這些症狀在一開始時可能並不顯著，但這些情況會惡化，且疼痛會變得強烈又明顯。

應力性骨折可以分為**疲勞性應力性骨折**或**不足性應力性骨折**。疲勞性應力性骨折是正常骨頭上的應力或過度使用所造成的；不足性應力性骨折是由施加在異常骨頭上的正常應力所引起的。

肌腱炎

這種病症被定義為肌腱發炎。反覆伸展和過度負荷都會造成肌腱炎，進而導致膠原纖維的交叉連接構造破裂，產生微小撕裂。這可能是由於緊繃的肌肉摩擦到骨頭、韌帶或支持帶，亦有可能由外部摩擦（例如，由鞋子）、扭力和剪力所引起。

由於肌腱的血液供應本就相對不足，因此癒合緩慢。肌腱炎的徵候和症狀包括疼痛、壓痛和肌力減少。症狀通常發生在關節附近，會隨著活動而加重，這是因為該部位缺乏靜脈回流，導致發炎期延長和傷害性物質堆積。運動時，通常會感到疼痛緩解，但休息一段時間後又會惡化。

腱鞘炎是圍繞在肌腱外圍的鞘膜發炎。腱鞘炎的徵候包含動作時出現碾軋聲（咯吱作響或噼啪聲）、肌腱增厚和鞘膜內的纖維黏連。腱鞘炎常見於腕部和踝部。

組織癒合時間

拉傷 第一級	拉傷 第二級	拉傷 第三級
幾天	3至6週	2至3個月或更長的時間
扭傷 第一級	扭傷 第二級	扭傷 第三級
2至3週	3至6週	3至4個月或更長的時間
骨折	過度使用損傷	
3至20週	6週至6個月	

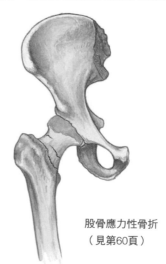

股骨應力性骨折
（見第60頁）

姿勢和肌肉平衡

損傷預防

近年來，姿勢已經成為流行語。然而大眾對於姿勢矯正的理解、重要性和方法常常有所誤解。姿勢有多種定義，包括：「肌肉骨骼系統發揮作用最有效率的位置」（Moshe Feldenkrais）。除了各種不同的定義之外，姿勢還區分為兩個主要類別——靜態和動態。

靜態姿勢

靜態姿勢可以定義為「身體在靜止、坐著、站立或躺著時的姿勢」，這表示如果在移動前，姿勢已然不良，很可能移動時的姿勢也會不良，因而會在動作中表現出不良的靜態姿勢。

動態姿勢

動態姿勢可以定義為「在某一空間裡，無論何時，於動作平面上的任意組合中，維持最佳瞬間旋轉軸的能力」。

以下是一個簡單的類比，首先將脊柱視為旋轉軸（如曲軸），將手臂視為表縣軸上動作的方式（如連桿）。如果脊柱軸故障，呈現出如同不良姿勢的大曲度，那麼旋轉能力的效率將會大大地降低。反之，如果脊柱軸能正確排列，則效率更高，而且更不容易受到傷害。

當關節周圍的肌肉處於平衡時，可以保持最佳姿勢。良好的「肌肉平衡」只是表示肌肉處於最佳或正常的長度和張力。肌肉失衡是指關節一側的肌肉緊繃，而其相對側的肌肉（拮抗肌）不僅太長且可能極為虛弱。這會導致關節失去最佳的旋轉軸，進而造成關節過度磨損和撕裂，也可能增加身體活動時的損傷。

如何保持最佳姿勢和肌肉平衡的指導已超出了本書的範圍。讀者可以徵求專業人士的意見，或者閱讀 Brandon 和 Jenkins 所撰寫的《瑜伽解剖學（*Anatomy of Yoga for Posture and Health*）》。優化姿勢和肌肉平衡，始終是復健計畫的目標。

姿勢和排列

施加在人體上的重力，以朝向地心的直線方式作用於人體。

在站立姿勢中，中立排列是指踝、膝、髖、肩和耳等身體標記與重力呈一直線。此外，身體還需保持前後左右的平衡，用最小的出力對抗重力來維持姿勢。若身體排列不良，意味著需要更多能量來抵抗重力。對於大多數運動員來說，不良的姿勢不僅會增加損傷的可能性，還會浪費大量能量，且可能影響輸贏。

中立排列指的是骨盆位於中立姿勢，恥骨枝和前上髂脊垂直對齊。如果骨盆是一桶水，在此姿勢時沒有水會溢流出來。當骨盆前傾時，水會從前面流出；當骨盆後傾時，水會從後面流出。

當我們用不同的姿勢運動和移動身體時，例如進行硬舉或跨步蹲，重力會持續影響身體，平衡的臨界點會改變，促使我們更努力維持平衡和排列。儘管平衡在轉變，但在舉起重物或爆發性跳躍時，保持

中立脊柱仍然相當重要。進行硬舉或跳躍時，保持「中立脊柱」代表我們需要保持耳、肩、骨盆和髖呈一直線，但不一定要保持垂直。

姿勢控制和排列不良可能會影響動作品質，以及任何與運動相關的安全性和有效性，因為可能會產生姿勢代償。這表示所使用的關節、關節動作、動作範圍以及各種參與穩定和活動的肌肉都將偏離理想狀態，這將大大增加損傷的可能性。

賽事準備

關於是否應該在訓練之前和／或之後進行伸展，以及在訓練或競賽之前如何熱身，仍存在很大的爭議。

有證據顯示，運動前進行伸展沒有任何好處，且可能對運動表現產生負面的影響。這些主張確實有其道理。

然而，每件事都必須依照個別狀況來考量。如第 23 頁所述，肌肉的平衡和姿勢對於優化表現以及減少損傷的可能性非常重要。因此我接下來要這麼問：你是否要在肌肉緊繃和不良的肌肉平衡下訓練或競賽？答案很明顯，當然不！

因此，賽事準備的方法如下。在訓練計畫的復健、矯正或基礎適應階段中，矯正鬆動和伸展可用於拉長身體較短較緊，以及較硬的肌肉，通常是姿勢肌群，但因人而異。簡單的檢查方法是伸展每一個肌群，如果在目標部位感覺緊繃或不適，就可將該肌群增加到鬆動和伸展計畫中。在理想情況下，應尋求合格專業人士的全面評估，例如醫療人員或肌力與體能教練。

訓練前的鬆動和伸展將使肌肉得以在更大的範圍內動作，而其拮抗肌肉亦可在更理想的範圍內增強，且沒有受到抑制的風險。

但隨著訓練強度增強，加入了最大肌力、爆發力或速度訓練，這種類型的預伸展可能會變成有害的。如果肌肉伸展超過其正常範圍或伸展時間過長，可能會下修刺激肌肉的神經衝動。這表示肌肉產生的肌力將會減少。

從事最大肌力、快速動作和競賽之前，應先進行賽前的伸展和熱身。這對於訓練或競賽至關重要——能以最大程度來提高運動表現。經由準備神經肌肉系統、心血管系統和呼吸系統，將可以獲得最佳表現狀態，同時減少損傷的可能性。當肌肉溫度升高時，可以減少損傷的可能性，因為組織的黏性較小，且能夠在較大的活動度中動作。因此，在較大範圍內進行有速度的快速動作時，組織較不容易撕裂。

運動員應分析運動或訓練的動作模式，以相似的模仿動作作為熱身運動。

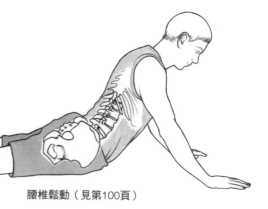

腰椎鬆動（見第100頁）

熱身時，應緩緩開始，接著逐漸增加速度，直到接近運動的速度為止。在熱身結束時，應達到稍微流汗的程度，但不可過度熱身以免浪費體力。

如果正處於使用快速動作進行訓練的階段，仍然應進行矯正鬆動和伸展。唯一的區別是何時進行。運動員可以在賽後熱身（緩和運動）或在睡前進行。這有助於清除肌肉中的代謝廢物，且有非正式的證據顯示，運動後伸展有助於減輕肌肉痠痛。

恢復

為了增進表現，運動員必須訓練身體以超越目前的能力。為此，有必要了解 SAID 原則。SAID 是指對於加強需求的特定適應（Specific Adaptation to Imposed Demands）。這表示如果想變得更強壯，就必須舉起比目前所能負擔的更大負荷；如果想增加耐力，則必須在特定速度下，跑完比目前所能之更長時間。

這可以經由努力的訓練來完成，超越以往的訓練程度，讓身體去適應所承受的過度壓力。因此，若運動員不斷舉起更重的重量，身體將在合適的狀況下適應並承受該壓力。例如經由改善對肌肉的神經驅動、增加肌肉大小等等來達到目標。然而，這只有在身體有足夠的資源進行適應時才會發生。這些資源包括：

- 充足的休息和睡眠。
- 最小的壓力（身體、心理和情緒）。
- 適當的荷爾蒙狀態。
- 充足的營養。

在合適的狀況下，訓練產生的疲勞可使組織適應並提高表現能力。

為了確保適當的恢復，運動員應該準備一份訓練和恢復日誌，其中包括訓練計畫的所有詳細資訊、肌肉痠痛程度、一般體力／疲勞、維持技術能力和預期表現、體重、食慾、靜止心率、睡眠模式，以及動機、專注和信心水準。過度訓練的徵候包括：

- 靜止心率每分鐘高於或低於正常（基準）五下。
- 意外或無故減少體重達 3% 或更多。
- 食慾下降。
- 睡眠品質變差持續兩天或更長時間。
- 過長時間的疲勞。
- 肌肉和骨頭痠痛，或關節疼痛。
- 對訓練缺乏動機、態度和信心。

那麼該怎麼做才能優化恢復呢？
- 根據新陳代謝類型攝取高品質的有機食物。

有機食物比非有機食物含有更多的營養素，可以提供身體恢復所需之營養組成。依據合適的新陳代謝類型來進食，可以提供所有細胞作用（包括再生）的最佳功能。食物提供人體構造的組成。如果以錯誤的巨量營養素比例吃進了低品質的食物，那麼肌肉、結締組織和骨頭都將變得虛弱；甚至出現血糖失衡，引起身體的壓力反應，進而導致組織恢復和再生所需的生長激素濃度降低。
- 保持充足水分。

大多數運動員每公斤體重（2.2磅）需要

訓練和恢復日誌

姓名：   週數：

	Day 1	Day 2	Day 3	Day 4	Day 5	Day 6	Day 7
RHR（下／分鐘）							
起床時間							
起床精神佳	Yes/No	Yes/No	Yes/No	Yes/No	Yes/No	Yes/No	Yes/No
睡眠時間							
早餐							
早上點心							
午餐							
下午點心							
晚餐							
晚上點心							
訓練1 訓練強度 訓練量	H/M/L H/M/L	H/M/L H/M/L	H/M/L H/M/L	H/M/L H/M/L	H/M/L H/M/L	H/M/L H/M/L	H/M/L H/M/L
訓練2 訓練強度 訓練量	H/M/L H/M/L	H/M/L H/M/L	H/M/L H/M/L	H/M/L H/M/L	H/M/L H/M/L	H/M/L H/M/L	H/M/L H/M/L
體重	kg	kg	kg	kg	kg	kg	kg
精力程度	/ 10	/ 10	/ 10	/ 10	/ 10	/ 10	/ 10
肌肉疲痛	/ 10	/ 10	/ 10	/ 10	/ 10	/ 10	/ 10
關節疼痛	/ 10	/ 10	/ 10	/ 10	/ 10	/ 10	/ 10
訓練態度	/ 10	/ 10	/ 10	/ 10	/ 10	/ 10	/ 10
訓練動機	/ 10	/ 10	/ 10	/ 10	/ 10	/ 10	/ 10
訓練信心	/ 10	/ 10	/ 10	/ 10	/ 10	/ 10	/ 10

重點：

RHR（靜止心率）在床上測量

訓練：記錄訓練強度 H＝困難，M＝中等，L＝輕易
　　　記錄訓練量 H＝困難，M＝中等，L＝輕易
　　　在上完廁所後和進餐前測量體重

至少 0.03 公升的高品質水分。例如，一位 50 公斤的女性每天至少需要 1.5 公升的水分。人體每秒會發生數十萬次生物化學反應，並且都需要足量的水分。

- 確保充足的睡眠。

充足的睡眠表示每晚大約需要 8 至 9 個小時的睡眠，對於傑出的運動員而言，可能需要 9 至 10 個小時。睡眠的時間也很重要──體內生長激素的峰值大約在晚間 9 點 30 分至 10 點 30 分左右。因此，每天晚上 10 點至 10 點 30 分入睡是很重要的，藉此可達到最大程度的恢復。我們的荷爾蒙系統與太陽的運行（上升和下降）息息相關，晚睡晚起無法彌補錯過的生長激素窗口。在完全黑暗的房間裡睡覺。輕輕碰觸皮膚已經證明會增加壓力激素，此激素與合成代謝（生長）激素相互拮抗。

- 被動休息是指休息數日，且不做任何身體活動。

為了達到顛峰狀態，在極為嚴格的訓練週期之後，或靜止心率每分鐘高於基準五下時，被動休息可能是一重要因素。主動休息是指訓練強度低於正常，或是使用與競賽或常規訓練不同的訓練形式。運動員賽後經常採取主動休息，以利於清除肌

肉中的代謝廢物。休息日在生理、心理和情緒上皆十分重要。運動員每週應該至少休息一天。

賽後或訓練後的恢復尚應包括：

- 進行緩和運動，通常包括低強度運動——輕鬆慢跑、游泳或騎自行車——以利清除組織中的代謝廢物。
- 用高品質的礦泉水補充水分，也補充流失的液體。
- 攝取含有蛋白質、脂肪和碳水化合物的餐點或點心，以補充消耗的營養素。碳水化合物含量比正常多 10 至 15% 的餐點或點心，有助於補充肌肉肝醣以及肌肉組織的再生。
- 冰水浴或冷熱交替淋浴，以減少組織損傷的發炎反應，亦有助於排出代謝廢物。

- 運動按摩有助於除去代謝廢物、放鬆肌肉、降低肌肉張力、鬆開激痛點，以及改善消化功能。建議每週至少按摩 1 或 2 次。
- 冥想技巧相當有用，尤其是在睡前。冥想有助於刺激生長激素、修復和組織再生。
- 進行伸展可防止肌肉縮短，從而避免因運動所造成的肌肉失衡。伸展應該在賽後四個小時內進行，因為代謝廢物會在運動後持續釋放多達四個小時。但僅應針對緊繃或僵硬的肌肉進行伸展。因此，對於身體的肌肉平衡有良好的理解十分重要。

盡力運動後無法充分的恢復，將會大大增加損傷的可能性！

長期復原

組織癒合

組織癒合分為三個不同的時期：急性發炎期、細胞增生期和重塑期。

急性發炎期是對損傷的最初反應。在此時期，會出現發紅、腫脹、發熱、疼痛和功能受損。發生腫脹是因為微血管破裂引起出血，局部血管擴張，組織胺和其他化學物質釋放導致血管通透性增加，使液體充滿受傷部位周圍的組織間隙中。組織壓力增加和疼痛受體受到刺激，會使損傷部位疼痛且壓痛。疼痛和腫脹會抑制正常的動作與功能，這是避免進一步損傷的安全機制。此時期的主要目標是盡量減少發炎反應。這個時期大約會持續三至五天。

細胞增生期是早期的修復階段，最初的結構修復開始。此時期會形成新的微血管和淋巴管網路，以增加循環和引流。接著，在結締組織中發育出稱為成纖維母細胞的特化細胞，該細胞會製造新的修復基質，以及膠原蛋白、彈性纖維和網狀纖維的前驅物。

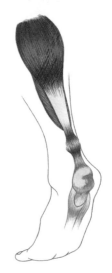

跟腱的急性發炎期
（見41頁）

跟腱炎（見41頁）

膠原蛋白是骨頭、韌帶、軟骨、肌腱、皮膚和疤痕組織的主要成分。大約在受傷後的第五日會形成纖維結締組織，此時該組織仍然相當脆弱也容易再次損傷。隨著微血管網絡減少，以及膠原纖維交叉連接形成，組織開始強化，其強度在接下來的三至四週內會增加。

這段期間，運動員可以在無痛範圍內開始活動度運動，但應該避免對組織施加過度的應力。這個時期約持續二至五週。

重塑期（也稱為成熟期）是新的組織經由結構重組獲得強度的階段。經由細心的復健，在正常活動和復原過程中，隨機排列的纖維會沿著施加在組織上的外部應力方向變得更有條理也更整齊。在這個時期，可以更加積極進行復健之鬆動、伸展、本體感覺、肌力和爆發力方面的運動，讓組織為嚴苛的運動做好準備。這個時期通常會持續幾個月。

癒合階段

讓我們以網球選手之急性踝關節扭傷復健計畫為例：

急性發炎期

- 在最初的 24 至 48 小時間，施予踝關節 RICE（休息、冰敷、加壓和抬高，見第 29 頁），每兩小時一次，每次 10 至 20 分鐘。若為第三級扭傷，則需要轉介到醫療專業人員。
- 食用消炎食物和補充品，避免食用會引起發炎的食物。
- 醫生可能會開立消炎和止痛藥物、消炎藥膏或者注射針劑。要注意某些消炎藥物可能會引起腸胃道的發炎反應，並經由內臟—體反射來抑制腹部肌肉，使腰椎—骨盆部位變得不穩定，因而增加後續損傷的機會。

細胞增生期

如有需要則繼續施予踝關節 RICE。一旦發炎消退了，可嘗試以下措施：

- 在無痛的活動範圍內，進行踝關節之被動活動。
- 如果可以承受，可開始負重活動。

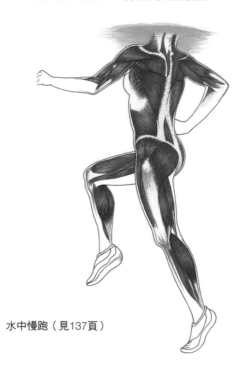

水中慢跑（見137頁）

解剖學和損傷概論

- 在踝關節上方進行輕微的運動按摩（輕撫法）。
- 治療症狀的可能病因，例如腰椎—骨盆部位或下肢的肌肉。
- 如果損傷容許，可開始上半身肌力訓練、非患肢肌力訓練、一般柔軟度和耐力訓練。在這個階段，捆紮或貼紮可能有所幫助。

重塑期

在前一個階段三至五週後，可以開始進行其他多種治療和活動：
- 使用熱療，例如三溫暖、熱敷、冷熱交替泡澡和淋浴。
- 在踝關節周圍使用更深入的治療性按摩技術（揉捏、摩擦、軟組織鬆弛、姿位鬆弛、神經肌肉療法或肌肉能量技術）。
- 可以使用水療，例如在游泳池中行走和慢跑。
- 使用踝關節伸展。

- 可使用平衡板、穩定盤，和／或 BOSU® 來進行本體感覺和平衡訓練。
- 肌力運動可以從等長收縮開始，逐步進展為向心收縮，然後是離心收縮。
- 在這個階段，捆紮或貼紮踝關節可能有所幫助。

在重塑期即將結束時，運動員應該在開始競賽之前發展一系列的柔軟度、穩定性及肌力訓練，最後則是爆發力訓練。這將確保最終階段之復健，同時預防踝部再次損傷，或隨後身體其他部位的代償性損傷。這可能包括閉鎖鏈運動，以增加腿部驅動的動作，例如跨步蹲、深蹲和硬舉，以及站姿纜繩推拉和旋轉。

當運動員已經建立起足夠的肌力時，可以使用奧林匹克舉重、深蹲跳和跨步蹲跳，或動態藥球練習來建立爆發力。接著逐步回到網球運動，慢慢增加訓練的頻率、持續時間和強度直到競賽水準。

急性照護

急性損傷後應該立即用 RICE 治療（休息、冰敷、加壓和抬高）。

休息意味著停止所有的活動，以避免造成進一步的出血或組織傷害。休息可以使受傷的纖維在任何進一步的傷害前重新排列。休息還包括不要負重，通常需要坐著或躺著；48 小時內不要做有阻力的動作，以減少疤痕組織。

冰敷是用類似溼布的材質覆蓋在損傷部位（而不是直接接觸在皮膚上），以冷卻並且減少該部位的血流，從而減少發炎反應。此外，冰敷已被證明具有止痛作用，可以

防止相關的肌肉痙攣和緊繃。意外發生後應盡快冰敷，直到該部位感到麻木為止。

移除冰敷後，患處應會呈蒼白的顏色；如果該部位為紅色，則表示冰敷時間過長。冰敷的時間過長，會逆轉原本阻止血流進入該部位的意圖，反而使血流增加，造成進一步的發炎反應。腕部等部位可能只需要冰敷 5 分鐘，而大腿等部位可能需要多達 20 分鐘。將冰敷移開，直到該部位回復到正常的溫度後，可以再次冰敷。意外發生後的前七天，可以按照上述方法冰敷。

加壓，意指應盡快施加壓力在損傷的

部位，因為血管加壓可以阻止出血，以期盡量減少患處纖維的出血。加壓時，應使用硬墊捆紮固定，但不可環繞加壓肢體，以免限制整個肢體的血流。加壓可以持續數天。

抬高是將患處保持高於軀幹，這有助於消除患處腫脹。任何患肢都應該要抬高並且有所支撐，且盡可能地多抬高，直到所有腫脹消失為止。

找出損傷的原因

當運動員的身體某部分受傷時，很容易將所有復原的氣力都集中在受傷部位。儘管這在急性期是為一大關鍵，但隨著進入重塑期，此做法會變得愈來愈不重要且較沒有效率。

你不妨這樣思考：若正在划船時卻出現了漏水，除非快速採取行動，否則船將會沉沒。你是要繼續撈水還是把孔塞住以阻止水進入？

將孔塞住是找出問題的原因，而撈水只是處理漏水的影響。雖然我們需要先處理影響（損傷），但同時也需要了解原因，以確保將來不會經由錯誤的徵召或代償模式，再次發生損傷或是造成不同的損傷。

為了確定損傷的原因，多年來我一直使用反射生存圖騰柱（Reflex Survival Totem Pole）且效果相當成功，這是 CHEK 機構創始人 Paul Chek 教給我的（見本頁插圖）。

反射生存圖騰柱（右）以人類在野外求生時，體內系統

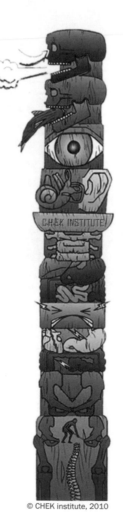

© CHEK institute, 2010

的重要性為基準，用層次結構表現各個系統。為了確保得以生存，每一個系統都會被犧牲給更高的系統。

系統次序：

1　呼吸
2　咀嚼
3　視力
4　前庭（負責平衡感和空間感）
5　頸椎
6　內臟（內部器官）
7　情緒和壓力
8　骨盆帶
9　附屬關節

藉此我們可以對各個系統有簡要的了解。「呼吸」位於圖騰柱的頂端，因為只要三分鐘沒有氧氣，腦細胞就會開始死亡。因此，身體會犧牲體內的一切以確保呼吸。以下因素所造成的鼻道阻塞，會限制空氣而影響呼吸：

● 短的鼻中段（鼻道短）。
● 鼻阻塞（通常由食物敏感所引起）。
● 顏面創傷。

詳細解釋圖騰柱不在本書的討論範圍之內。然而，我可以說明的是，膝部損傷是因為上頸椎排列不良，踝關節扭傷是因為對食物過敏。重點在於我們必須了解人體是由相互連接的系統所組成，而很多時候這個連接並不明顯。因此必須找到並且矯正造成損傷的原因。

最終階段復健

下方的三角圖說明了從急性損傷到最終階段復健，如何週期化的安排整個復健計畫。在重新開始競賽之前，運動員必然要經歷各種訓練階段，以優化表現並且防止損傷復發。這些年來，我已經向我的運動員和客戶解釋過，想要建立強壯、穩定又有效率的身體，必須像建造摩天大樓一樣對待自己的身體。

建造任何建築物之前，首先必須有堅實的基礎。這與發展需要快速移動的身體一樣。建築物必須能夠承受地震、極端天氣和其他不可預見的應力。快速移動的身體類似於建築物在地震中所承受的應力——必須能承受極大的應力而不會倒塌。

無論採用哪一種結構，地基愈堅固，建築物就可以蓋得愈高且愈堅固。運動員也是如此。因此，我們必須建立堅強的基礎。有句老話相當有用：「基礎愈寬，則顛峰愈高」。所以，在轉為最大肌力、爆發力和速度訓練之前，重要的是必須具備堅強基礎的柔軟度、穩定性和動作技巧。

損傷復健準備

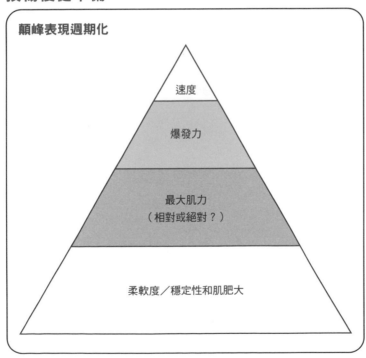

顛峰表現週期化

- 速度
- 爆發力
- 最大肌力（相對或絕對？）
- 柔軟度／穩定性和肌肥大

核心的解剖構造

如今，「核心」在復健和表現領域是一個真正的流行詞。然而，許多關於核心的談論主張那僅僅單指腹部肌肉，或是指下背部。但是，並不是那麼的直接——核心是由「內層」和「外層」結構所組成。

內層結構

核心內層結構的肌肉是多裂肌、骨盆底肌、腹橫肌和橫膈膜，這些肌肉從肋骨下方往下到骨盆，在腰椎周圍形成一個「圓柱狀」或「束腹狀」的結構，可穩定腰椎、骨盆和胸廓。

脊柱、骨盆和胸廓的穩定性對於預防損傷很重要，亦是讓四肢產生有效率、有力和安全動作的基礎。內層結構產生的穩定性愈高，四肢能產生的力量就愈大，愈能減少損傷的可能性。

核心的內層結構肌肉應該要比較表淺的相位肌肉先收縮。或者換一種說法，內層結構肌肉會較外層結構肌肉先收縮，以此穩定腰椎、骨盆和胸廓。例如，在所有肢體動作的方向上，平均在手臂動作之前30毫秒，在腿部動作前110毫秒，腹橫肌、骨盆底肌和橫膈膜均顯示出收縮。軀幹的外層結構肌肉比內層結構肌肉晚收縮，因前者的收縮時機，取決於肢體的動作方向。與之相比，核心內層結構肌肉受到中樞神經系統所控制，與外層結構軀幹肌肉無關。當內層結構的某一條肌肉收縮時，內層結構的其他肌肉也會跟著收縮，這表示這些肌肉都在同一個神經反射迴路上。

核心的內層結構肌肉顯示出，被疼痛或抑制反射、感覺—動作失憶，以及內

臟一體反射所抑制的現象。簡單來說，在腹部或腰椎的疼痛、缺乏身體活動或內部器官的發炎反應，都會抑制這些內層結構肌肉，使之無法正常收縮。這增加了脊柱暴露於損傷的可能性，同時減少了可用的力量。

在訓練內層結構方面，專家之間有很多不同的看法。有些建議完全不要有意識地去關注，只要使所有腹部肌肉僵硬，也就是以「腹壁支撐（bracing）」穩定脊椎。這項技術的確占有一席之地，對於增加健康人的穩定性也有實質上的助益。然而，在內層結構肌肉可能被抑制的情況下，腹壁支撐可能無效，因為正是內層結構肌肉提供了脊柱的節段穩定性。若運動員舉重時無法穩定脊柱的各個節段，會使脊柱暴露在不受控制的剪力或扭力（見詞彙表，第141頁）之下，進而導致嚴重的損傷。同樣的，腹壁支撐技術也會限制軀幹的旋轉。在大多數運動的動作中，都會使用到軀幹旋轉。此時若使用腹壁支撐，就像拉著手煞車開車！不僅浪費能量且限制了旋轉的程度。

在我的臨床執業經驗中，我發現了一種有效的技術，是 CHEK 機構創始人 Paul Chek 教給我的。當內層結構功能異常時，可以將精力有意識地集中在內層結構上（四足立腹部吸入，第115頁）。這項運動可以讓運動員有意識地收縮肌肉，且不需考慮其他肌肉的動作。當運動員對肌肉收縮有自信時，可以使運動有所進展，甚至能與外層結構肌肉協調。馬匹直立站姿（第122頁）尤其有效，因為內臟被拉扯後會刺激腹橫

肌的肌梭，從而增加其收縮能力。
同樣的，在正確執行馬匹直立站
姿時，會產生中立脊柱的姿勢，
藉此讓更多的腹橫肌纖維收縮。

　　最後，運動員必須要能在站
立姿勢下，下意識地整合內層結
構肌肉收縮與外層結構肌肉收縮
（如果要站立著進行運動）。建議運
動員在健身房訓練結束後再來進
行內層結構運動，以確保在完成
大型複合動作之前，穩定肌不至
於已呈現疲勞的狀態。

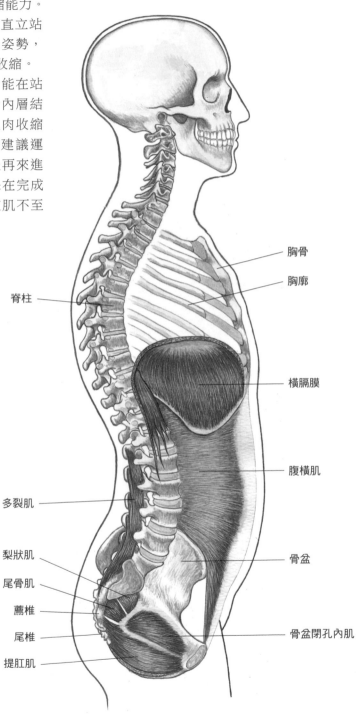

脊柱

多裂肌

梨狀肌

尾骨肌

薦椎

尾椎

提肛肌

胸骨

胸廓

橫膈膜

腹橫肌

骨盆

骨盆閉孔內肌

外層結構

核心的「外層結構」是由四個不同的系統所組成：前方斜向、後方斜向、外側和深層縱向系統。外層結構具有雙重作用，包含幫助內層結構穩定，以及產生動作。內層結構肌肉的本質是張力型（穩定肌），而外層結構肌肉通常是相位型（動作肌）。

前方斜向系統

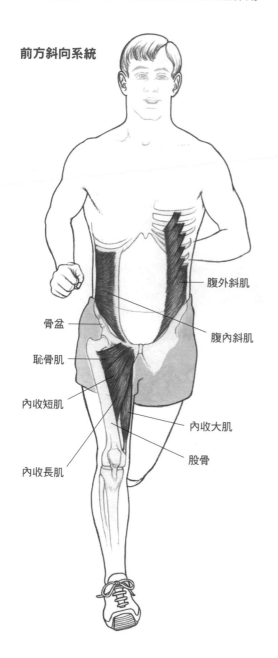

- 腹外斜肌
- 骨盆
- 腹內斜肌
- 恥骨肌
- 內收短肌
- 內收大肌
- 內收長肌
- 股骨

後方斜向系統

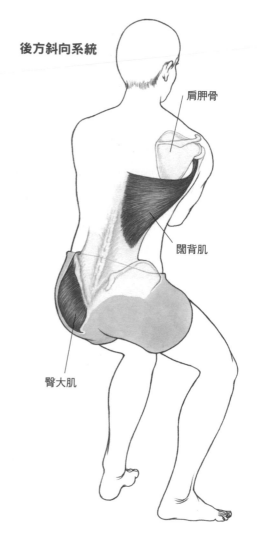

- 肩胛骨
- 闊背肌
- 臀大肌

外層結構系統彼此協同作用：

- 使軀幹和骨盆於行走時旋轉。
- 有助於行走時將軀幹穩定於站立腿上方，使腳跟處於著地的最佳位置。
- 在多項運動的動作中占有重要的角色。
- 在行走的推進期推動身體向前。
- 在行走時穩定站立腿的薦髂關節。
- 減少行走時所需要的能量，從而增進效率。
- 在行走時將軀幹穩定在站立腿上方。
- 在腳跟著地前，經由結構和外力，在薦髂關節產生穩定性。
- 在行走的擺盪後期，減慢髖關節屈曲和膝關節伸張。
- 在腳跟著地時穩定腳和踝關節。
- 幫助脊柱旋轉，減少行走的能量消耗。

總結來說，運動員需要有效的核心內層和外層結構，方可盡量減少損傷、優化動作和表現。如何進行外層—內層運動超出了本書的範圍，但是讀者可以閱讀 Brando 所撰寫的《力量剖析與健身訓練》。

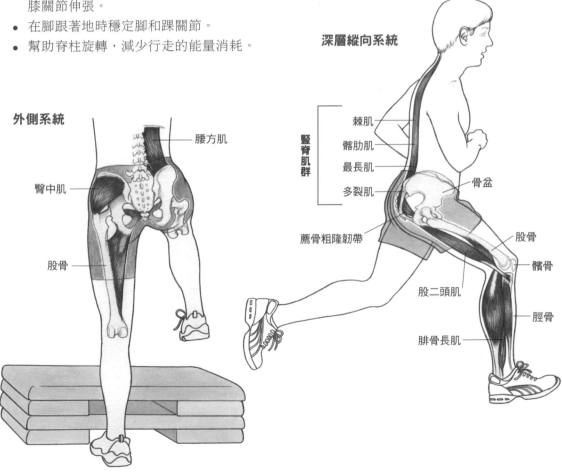

深層縱向系統

棘肌
髂肋肌
最長肌
多裂肌

豎脊肌群

骨盆

薦骨粗隆韌帶

股骨

髕骨

股二頭肌

脛骨

腓骨長肌

外側系統

腰方肌

臀中肌

股骨

設計你的計畫

在設計復健計畫之前，有諸多考慮因素。

運動變量

運動變量是指在訓練中，例如每次舉重或運動時所使用的負荷參數。運動變量包括動作速度（節奏）、完成的反覆次數、組間休息時間和強度，通常會以一次最大反覆次數重量（1 RM）的百分比來衡量。

訓練初期，肌力訓練應該由極低之強度與慢節奏開始，還需包含短暫休息時間。運動員必須先建立等長收縮肌力，接著是等張收縮，最後建立離心收縮肌力。

隨著組織的增強，運動員可以開始增加強度，例如增加動作節奏，但也會需要更長的休息時間。有關運動變量的細節，可以閱讀 Brando 所撰寫的《力量剖析與健身訓練》。

開放鏈vs.閉鎖鏈運動

在人體動作以及運動中，動作被區分為開放鏈或閉鎖鏈。

開放鏈動作是指當身體的某一部分要移動負荷（例如重力、球拍、球、對手或重物等等）之動作。舉例來說，如果運動是投球或揮拳，則身體和手臂要能夠克服球、重力和空氣阻力的負荷，才能發力通過空中。如果運動是踢球或踢對手，則踢腿的原理也相同。

閉鎖鏈動作是指無法移動負荷，僅僅是在物體上拉動或推動自己。例如攀岩者用腿推和手拉以攀登上岩壁。攀岩者無法移動岩壁，但可以在岩壁上移動。行走和跑步也是閉鎖鏈動作。跑步時，運動員雙腿蹬踏地面以向前推進。你無法移動地面，但可以借由地面來移動。

運動員必須評估所從事的運動是否使用開放和／或閉鎖鏈動作，以及其比例。如此方能因應運動，選擇正確的訓練方式，從而有效地訓練身體。大多數運動都是上半身以開放鏈運動為主，而下半身需要閉鎖鏈運動。

大多數損傷（尤其是下肢和肩膀損傷）之復健，必須只在閉鎖鏈環境中開始肌力訓練，較為安全和有效。

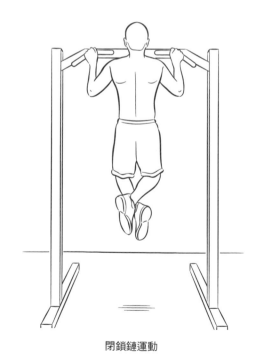

閉鎖鏈運動

解剖學和損傷概論

動作平面

　　在所有的動作平面上增強組織也同樣重要。大多數損傷發生在橫向和額狀面，這可能是因為運動員只著重於矢狀面的增強，缺乏橫向和額狀面的訓練。所以，運動員應該分析所從事的運動並且確定每個動作平面所占的比例。

　　例如，划船選手主要是矢狀面，橫向面占比很少；高爾夫球選手則主要是橫向面動作，以及額狀和矢狀面之穩定。如果無法在這三個平面上訓練組織，可能會導致需要再次治療。

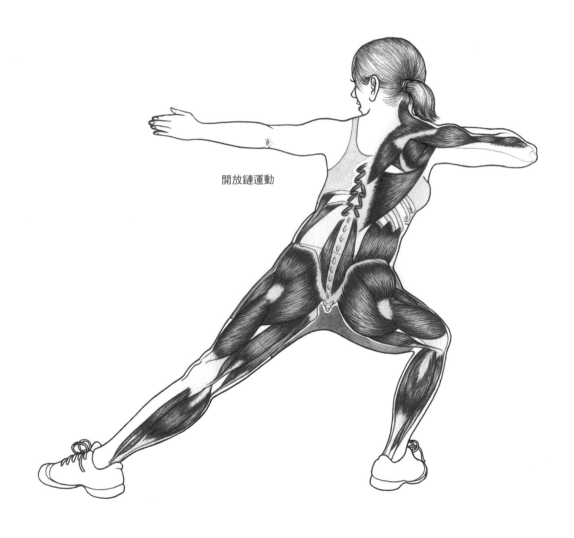

開放鏈運動

PART 2　常見運動損傷
腳部損傷

拇趾外翻

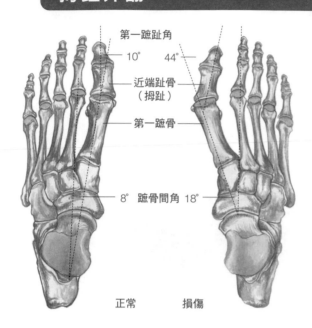

第一蹠趾角

10°　44°

近端趾骨
（拇趾）

第一蹠骨

8°　蹠骨間角　18°

正常　　損傷

說明

　　實際上，這種特別的損傷屬於構造異常。拇指外翻的症狀是第一蹠趾關節向內移動，使得拇趾靠近第二腳趾。拇趾外翻通常會造成拇囊炎，即腳內側邊的骨腫塊。拇囊炎較容易發生在女性身上。2003 年在美國有 200 萬人患有拇囊炎，約 51 人中就有 1 人。

症狀

- 拇囊炎最終可能會造成不適和疼痛。
- 在腫塊上方的皮膚會變紅、起水疱或感染。
- 在該位置的皮膚下還可能形成充滿液體的空間，稱之為滑囊，如果發炎會引起疼痛。

原因

- 高跟鞋或尖頭鞋。
- 患肢過度旋前。
- 核心不穩定（可能是因內臟發炎）。
- 下交叉症候群。

治療

- 正確穿鞋。穿合適的鞋並且留出足夠的空間可扭動腳趾，最好穿沒有高跟的鞋子。
- 以矯正運動防止重力模式。
- 肌力訓練可從等長運動開始，接著增加向心運動，最後增加離心運動。
- 若情況嚴重，可能需要手術。

鍛鍊方法
伸展

- 在無痛範圍內，伸展髖、膝或踝關節周圍任何緊繃的肌肉。伸展肌肉因人而異。

強化力量

- 加強以下肌肉：臀大肌、臀中肌和臀小肌、腹橫肌和腹外斜肌。

運動
- 四足立腹部吸入（第115頁）
- 內收肌伸展（第105頁）
- 跨步蹲（分腿蹲）（第128頁）

適當處置後的恢復時間
手術後3至6個月

蹠骨骨折

說明

　　蹠骨位於後足的跗骨和近端趾骨之間，共有五塊。蹠骨在支撐和推進中有主要的作用。骨折通常是因為創傷、過度旋轉力或過度使用所造成。大多數的運動皆有可能引起這種損傷。

症狀

- 前足中部逐漸發作而感到劇烈疼痛。
- 由於疼痛而無法承受體重。
- 觸碰骨折位置會疼痛。
- 一至兩天後會出現腫脹和瘀血。

原因

- 撞擊傷，例如被足球鞋底踢到。
- 落地不良而扭到踝關節。
- 過度使用，例如長跑選手劇烈增加跑量，通常會影響第二、第三或第四蹠骨，此症狀常見於跑步選手和體操選手。
- 可能因為重力模式而造成應力損傷。

治療

急性

- 如果有骨折疑慮，應該尋求急診室接受 X 光檢查。
- 在最初的 24 至 48 小時內，使用 RICE（見第29頁）以避免進一步的傷害並優化癒合時間。
- 通常是使用踝關節石膏固定該部位，並間歇使用冰敷。
- 有時會使用手術以縮短第五蹠骨基部骨折的癒合時間。

適當處置後的恢復時間
可能需要6至12週

急性後

- 緩慢地逐步增加活動和訓練量。若是應力性骨折，可能需要加強控制下肢旋前的肌肉。

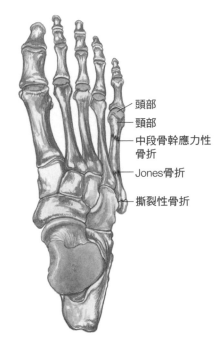

頭部
頸部
中段骨幹應力性骨折
Jones骨折
撕裂性骨折

鍛鍊方法

伸展

- 應儘早在無痛範圍內活動踝關節，以恢復踝關節的活動度。

強化力量

- 一旦可以負重且沒有發炎了，便加強以下肌肉以防止應力性骨折復發：臀大肌、臀中肌和臀小肌、腹橫肌和腹外斜肌。

運動

- 平衡板上深蹲（第124頁）
- 四足立腹部吸入（第115頁）
- 跨步蹲（分腿蹲）（第128頁）

足底筋膜炎

說明

　　足底筋膜起始自跟骨粗隆，並附著到五個蹠骨頭部和近端趾骨基部。此部位為厚的結締組織纖維帶，支撐著腳的縱向足弓。足底筋膜炎是一種發炎病症，但通常會和退化性變化一同出現，因此又稱之為足底筋膜病變。在美國，這種損傷占所有跑步損傷的 5 - 14%。足底筋膜炎沒有性別特定性，且可能發生於不論是運動員或非運動員身上。

症狀

- 跟骨內側粗隆的起始點，通常會感覺疼痛，也會沿著足底筋膜放射。
- 疼痛感在早晨最為明顯，接著通常會緩解。但在一整天之後，會隨著活動的增加或延長而變得嚴重。

原因

- 續發於緊繃的腓腸肌和／或比目魚肌，缺乏踝關節背屈。
- 拇趾僵硬，缺乏拇趾伸張。

- 患肢過度旋前（稱之為重力模式）。這可能是由於虛弱的臀大肌、臀中肌和腹肌，和／或下交叉症候群。

治療
急性

- RICE（見第 29 頁）。
- 夜間夾板固定和／或貼紮。

急性後

- 按摩或自我按摩（自我肌筋膜放鬆）。
- 矯正運動。
- 肌力訓練可從等長運動開始，接著是向心運動，最後增加離心運動。
- 消炎方法。

鍛鍊方法
伸展

- 應逐漸伸展腓腸肌和比目魚肌，以改善踝關節背屈。

強化力量

- 加強以下肌肉：臀大肌、臀中肌和臀小肌、腹橫肌和腹外斜肌。

適當處置後的恢復時間
1週至數個月

跟腱

跟骨

運動
- 小腿肌伸展（第107頁）
- 四足立腹部吸入（第115頁）
- 跨步蹲（分腿蹲）（第128頁）

足底腱膜

通常會感到疼痛的位置

踝部和小腿損傷

跟腱炎

說明

　　跟腱炎就是跟腱發炎。跟腱是指跟骨肌腱，連接腓腸肌和比目魚肌到跟骨上。跟腱炎通常被稱為跟腱病變，因為還伴隨有退化。此症占所有跑步損傷的 11%，其中更容易發生於需要大量跳躍的運動員（如籃球和排球）身上。

症狀
急性肌腱炎
- 在二到三天內逐漸出現疼痛。
- 運動開始時感到疼痛，在運動時逐漸消失。
- 休息可減輕疼痛。
- 觸碰時有壓痛。

慢性肌腱炎
- 在數週或數個月內逐漸出現疼痛。
- 運動時持續疼痛，尤其是在上坡時。
- 跟腱感到疼痛僵硬，尤其在早晨或休息後。
- 可能會在肌腱中發現結節，約在足跟上方 2 至 4 公分（1 至 2 英寸）處。
- 觸碰時有壓痛。
- 跟腱腫脹或增厚
- 皮膚可能發紅。

原因
- 患肢過度旋前。
- 核心不穩定（可能是因內臟發炎）。
- 下交叉症候群。
- 小腿肌肉緊繃。
- 腳跟緩衝過多（跑步會增加肌腱的伸展）。
- 過度訓練。
- 過度增加訓練，尤其是上坡跑步。

腓腸肌

比目魚肌

跟腱

發炎的肌腱

跟骨

治療
急性
- 在最初的 24 至 48 小時內，使用 RICE 以避免進一步的傷害並優化癒合時間。

急性後
- 貼紮。
- 運動按摩。
- 矯正運動，以逐步恢復訓練和競賽為目標。
- 正確穿鞋。
- 肌力訓練可從等長運動開始，接著是向心運動，最後增加離心運動。
- 若跟腱完全斷裂則需要手術。

鍛鍊方法
伸展
- 逐漸伸展腓腸肌和比目魚肌。
- 在無痛範圍內，伸展髖、膝或踝關節周圍任何緊繃的肌肉。伸展肌肉因人而異。

強化力量
- 一旦可以負重而且沒有發炎了，便加強以下肌肉：腓腸肌、比目魚肌、臀大肌、臀中肌和臀小肌、腹橫肌和腹外斜肌。

適當處置後的恢復時間
3週至3個月

運動
- 小腿肌伸展（第107頁）
- 平衡板上深蹲（第124頁）
- 跨步蹲（分腿蹲）（第128頁）

跟腱斷裂

說明

　　跟腱斷裂就是跟腱完全斷裂。跟腱也被稱為跟骨肌腱，連接腓腸肌和比目魚肌到跟骨上。這種損傷最常發生於年長的男性休閒運動員。

症狀

- 突然的劇烈疼痛。
- 經常聽到很大聲的「啪」或「喀」。
- 無法承受體重或行走。
- 腫脹。
- 小腿肌肉向膝部回縮鼓成一團。

原因

- 小腿肌肉的收縮從離心快速變為向心。
- 患肢過度旋前。
- 核心不穩定（可能是因內臟發炎）。
- 下交叉症候群。
- 通常發生在衝刺動作時，尤其是未經訓練的人。

治療

急性

- 若跟腱完全斷裂，通常需要手術。
- 在最初的 24 至 48 小時內，使用 RICE 以避免進一步的傷害並優化癒合時間。

急性後

- 貼紮。
- 運動按摩。
- 矯正運動，逐步恢復訓練和競賽。
- 肌力訓練可從等長運動開始，然後是向心運動，最後增加離心運動。
- 正確穿鞋。

鍛鍊方法

伸展

- 逐漸伸展腓腸肌和比目魚肌。
- 在無痛範圍內，伸展髖、膝或踝關節周圍任何緊繃的肌肉。伸展肌肉因人而異。

強化力量

- 一旦可以負重且沒有發炎了，便加強以下肌肉：腓腸肌、比目魚肌、臀大肌、臀中肌和臀小肌、腹橫肌和腹外斜肌。

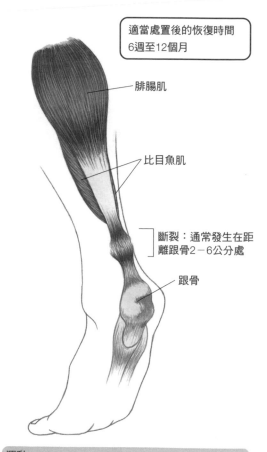

適當處置後的恢復時間
6週至12個月

腓腸肌

比目魚肌

斷裂：通常發生在距離跟骨2－6公分處

跟骨

運動
- 小腿肌伸展（第107頁）
- 平衡板上深蹲（第124頁）
- 跨步蹲（分腿蹲）（第128頁）

踝關節扭傷

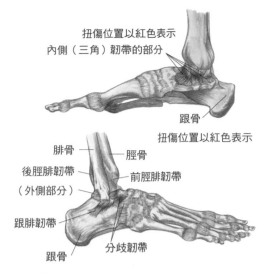

扭傷位置以紅色表示
內側（三角）韌帶的部分
跟骨
扭傷位置以紅色表示
腓骨　　　脛骨
後脛腓韌帶　　　前脛腓韌帶
（外側部分）
跟腓韌帶
跟骨　　　分歧韌帶

說明

踝關節扭傷是指踝關節韌帶的第一、二或三級撕裂，是現今最常見的運動損傷；每年因踝關節扭傷就醫的人數，美國約有840萬人，英國約有150萬人。內翻扭傷最為常見，會傷害外側韌帶；距腓韌帶則是最常扭傷的韌帶。

症狀

第一級

- 輕微疼痛。
- 踝關節周圍可能有輕微的腫脹。
- 部分關節僵硬，導致行走或跑步困難。

第二級

- 中等至嚴重疼痛。
- 腫脹和僵硬，可能有瘀血。
- 關節有些不穩定。
- 行走困難。

第三級

- 起初通常沒什麼疼痛，但之後會感到劇烈疼痛。
- 非常腫脹、瘀血和僵硬。
- 關節極度不穩定。
- 無法承受體重。

原因

- 腳極度內翻或外翻。
- 患肢過度旋前。
- 核心不穩定（可能是因內臟發炎）。
- 下交叉症候群。
- 撞擊傷，例如車禍，或腳踩在地面上時遭到橄欖球或足球的阻截。

治療

急性

- 如果有前十字韌帶扭傷之疑慮，必須尋求專業幫助。在最初的24至48小時內，使用RICE以避免進一步的傷害並優化癒合時間。

急性後

- 在無痛範圍內活動踝關節。
- 運動按摩和矯正運動。
- 肌力訓練可從等長運動開始，接著是向心運動，最後增加離心運動。
- 若韌帶完全斷裂，通常需要手術。

鍛鍊方法

伸展

- 一旦沒有發炎了，應使踝關節在無痛範圍內輕柔地活動，以恢復關節的完整活動度，同時亦有助於疤痕組織重新排列。
- 在無痛範圍內，伸展髖、膝或踝關節周圍任何緊繃的肌肉。伸展肌肉因人而異。

強化力量

- 一旦可以負重且沒有發炎了，便加強以下肌肉：臀大肌、臀中肌和臀小肌、腹橫肌和腹外斜肌。

適當處置後的恢復時間
第一級扭傷：2至3週
第二級扭傷：3至6週
第三級扭傷：3至6個月或更久

運動
- 小腿肌伸展（第107頁）
- 平衡板上深蹲（第124頁）
- 跨步蹲（分腿蹲）（第128頁）

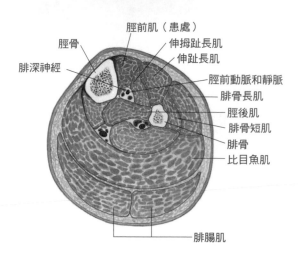

腓深神經　脛骨　脛前肌（患處）　伸拇趾長肌　伸趾長肌　脛前動脈和靜脈　腓骨長肌　脛後肌　腓骨短肌　腓骨　比目魚肌　腓腸肌

說明

這種損傷是因為被筋膜包圍的前腔室（脛前肌、伸拇趾長肌、伸趾長肌和第三腓骨肌）壓力升高，造成瀰漫性緊繃和壓痛。當肌肉肥大卻又受限於不易變形的筋膜時，會導致周圍筋膜的壓力增加，同時限制了肌肉的血液循環。

症狀

- 脛前肌的腫脹和壓痛，對使用止痛藥沒有反應。
- 運動會使疼痛加劇。
- 踝關節背屈虛弱。
- 踝關節背屈和蹠屈，腳趾屈曲或伸張會疼痛。
- 脛前肌摸起來可能會覺得發熱，該部位甚至可能發麻。
- 如果沒有治療會導致癱瘓。

原因

- 撞擊傷、肌肉撕裂或過度使用都可能導致腫脹。
- 患肢過度旋前。

- 核心不穩定（可能是因內臟發炎）。
- 下交叉症候群。
- 訓練強度、持續時間、訓練量和／或頻率劇烈增加。例如快速增加上坡跑步。

治療

急性

- 在最初的 24 至 48 小時內，使用 RICE 以避免進一步的傷害並優化癒合時間。
- 消炎方法。

急性後

- 貼紮。
- 運動按摩。
- 熱療。
- 矯正運動，尤其需改善下肢的肌肉平衡，逐步恢復訓練和競賽。
- 肌力訓練可從等長運動開始，接著是向心運動，最後增加離心運動。
- 有時會用手術釋放腔室內的壓力。

鍛鍊方法

伸展

- 一旦沒有發炎了，應該逐漸伸展踝關節的蹠屈肌和背屈肌，以恢復踝關節的完整活動度。
- 在無痛範圍內，伸展髖、膝或踝關節周圍任何緊繃的肌肉。伸展肌肉因人而異。

強化力量

- 一旦可以負重且沒有發炎了，便逐漸加強所有下半身肌肉。

適當處置後的恢復時間
4至6週

運動
- 脛前肌（第106頁）

脛前疼痛

說明

　　小腿（脛）前方的一般性疼痛，有時稱為脛前疼痛，也稱為脛骨內側牽拉性骨膜炎（脛骨骨膜發炎），或脛骨內側應力症候群。發生這種損傷的女性是男性的二至三倍，在跑者、網球選手和無板籃球選手身上，以及其他從事需要跑步、跳躍和衝刺的運動員身上皆相當常見。13% 的跑者有脛前疼痛。

症狀

- 脛骨下半部的內側感到疼痛。
- 通常在運動開始時會感覺疼痛，但在運動時緩解。
- 疼痛經常在運動後復發。
- 疼痛的部位可能會腫脹和發紅。

原因

- 小腿肌肉對骨膜的牽拉力。
- 患肢過度旋前。
- 核心不穩定（可能是因內臟發炎）。
- 下交叉症候群。
- 扁平足（功能性或結構性）。
- 相對於小腿後側，小腿前側較為虛弱。
- 訓練強度、持續時間、訓練量和／或頻率劇烈增加。例如快速增加上坡跑步。
- 在堅硬的表面上跑步。
- 不合腳的鞋子或舊鞋。

治療

急性

- 在最初的 24 至 48 小時內，使用 RICE（見第 29 頁）以避免進一步的傷害並優化癒合時間。
- 消炎方法。

急性後

- 貼紮。
- 運動按摩。

- 矯正運動，尤其需改善下肢的肌肉平衡，逐步恢復訓練和競賽。應伸展蹠屈肌和加強背屈肌。
- 肌力訓練可從等長運動開始，然後是向心運動，最後增加離心運動。
- 正確穿鞋。

鍛鍊方法

伸展

- 一旦沒有發炎了，應該逐漸伸展踝關節的蹠屈肌，以恢復關節的完整活動度。
- 在無痛範圍內，伸展髖、膝或踝關節周圍任何緊繃的肌肉。伸展肌肉因人而異。

強化力量

- 一旦可以負重且沒有發炎了，便加強以下肌肉：脛前肌、臀大肌、臀中肌和臀小肌、腹橫肌和腹外斜肌。

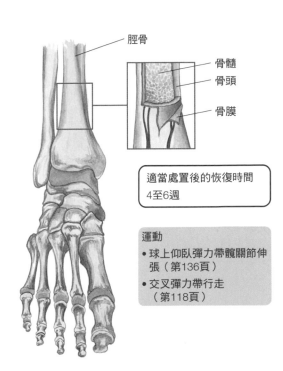

脛骨

骨髓
骨頭
骨膜

適當處置後的恢復時間
4至6週

運動
- 球上仰臥彈力帶髖關節伸張（第136頁）
- 交叉彈力帶行走（第118頁）

膝部損傷

前十字韌帶（ACL）扭傷

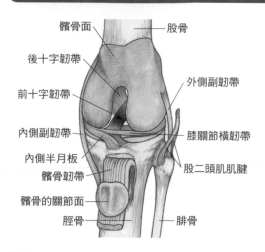

髖骨面
股骨
後十字韌帶
前十字韌帶
外側副韌帶
內側副韌帶
膝關節橫韌帶
內側半月板
股二頭肌肌腱
髕骨韌帶
髕骨的關節面
脛骨
腓骨

說明

　　ACL 的起始點為遠端股骨的切跡。扭傷在 15 至 25 歲的年輕人中最為常見，多是因為從事需要轉身動作的運動，例如籃球、足球和滑雪。女性比男性更容易發生這種損傷。內側副韌帶和半月板也可能同時受傷。

症狀

- 膝關節疼痛且不穩定，伴隨腫脹。
- 患側膝關節無法承受體重。
- 若韌帶完全斷裂，可能會聽到很大一聲「啪」。

原因

- 通常是在改變方向或轉身時，膝關節的扭轉動作所造成。
- 患肢過度旋前。
- 核心不穩定（可能是因內臟發炎）。
- 下交叉症候群。
- 撞擊傷，例如車禍，或腳踩在地面上時遭到橄欖球或足球的阻截。

治療

急性

- 在最初的 24 至 48 小時內，使用 RICE 以避免進一步的傷害並優化癒合時間。
- 如有 ACL 扭傷疑慮，應尋求專業幫助。
- 消炎方法。

急性後

- 運動按摩和熱療。
- 矯正運動，尤其需改善下肢的肌肉平衡，逐步恢復訓練和競賽。
- 肌力訓練可從等長運動開始，接著是向心運動，最後增加離心運動。
- 若韌帶完全斷裂，通常需要手術。

鍛鍊方法

伸展

- 一旦沒有發炎，應在無痛範圍內，使膝關節輕柔地活動，以恢復關節的完整活動度，同時亦有助於疤痕組織重新排列。
- 在無痛範圍內，伸展髖、膝或踝關節周圍任何緊繃的肌肉。伸展肌肉因人而異。

強化力量

- 一旦可以負重且沒有發炎了，便加強以下肌肉：臀大肌、臀中肌和臀小肌、腹橫肌和腹外斜肌。

適當處置後的恢復時間
第一級扭傷：2至3週
第二級扭傷：3至6週
第三級扭傷：3至6個月或更久

運動
- 四足立腹部吸入（第115頁）
- 平衡板上深蹲（第124頁）
- 跨步蹲（分腿蹲）（第128頁）

貝克氏囊腫（膕窩囊腫）

說明

　　貝克氏囊腫也稱為膕窩囊腫，起因為位在股骨內髁後方的半膜肌滑囊，分泌滑液而造成腫脹。這是一種相對罕見的情況。

症狀

- 膝關節後方腫脹，可能包含小腿肌肉。
- 膝關節後方疼痛，可能包含小腿肌肉。
- 發紅。
- 可能會妨礙膝關節彎曲和活動。

原因

- 半月板撕裂。
- 膝關節炎。
- 任何膝部損傷。
- 和萊姆病有關。

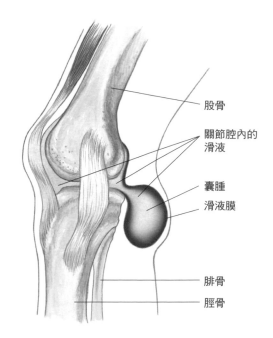

股骨
關節腔內的滑液
囊腫
滑液膜
腓骨
脛骨

治療

急性

- 在最初的 24 至 48 小時內，使用 RICE（見第29頁）以避免進一步的傷害並優化癒合時間。
- 消炎方法。

急性後

- 運動按摩。
- 矯正運動，尤其需改善下肢和腰椎—骨盆部位的肌肉平衡，逐步恢復訓練（最終階段復健）和競賽，以避免再次損傷。
- 肌力訓練可從等長運動開始，接著是向心運動，最後增加離心運動。
- 在嚴重的情況下，需手術介入以減輕腫脹。

鍛鍊方法

伸展

- 一旦沒有發炎了，應使膝關節在無痛活動範圍內輕柔地活動，以恢復關節的完整活動度，同時亦有助於疤痕組織重新排列。
- 在無痛範圍內，伸展骨盆、髖、膝或踝關節周圍任何緊繃的肌肉。這些肌肉因人而異。

強化力量

- 一旦可以負重且沒有發炎了，便加強以下肌肉：臀大肌、臀中肌和臀小肌、股四頭肌、大腿後肌、小腿肌、腹橫肌和腹外斜肌。

適當處置後的恢復時間
2至12週

運動
- 四足立腹部吸入（第115頁）
- 平衡板上深蹲（第124頁）
- 跨步蹲（分腿蹲）（第128頁）

髕骨軟骨軟化症（跑者膝）

說明

　　跑者膝是指髕骨下表面的軟骨受到刺激。當膝關節屈曲時，髕骨摩擦膝關節的一側便會造成刺激，導致膝關節前方疼痛。在年輕健康的運動員中很常見，尤其是自行車選手、體操選手、騎馬選手、划船選手、跑者、滑板選手、單板滑雪選手、足球選手、網球選手和排球選手。女性又比男性更常見。

症狀

- 疼痛發生在膝關節前方之髕骨周圍。
- 可能是相當深層的疼痛，並且會放射到膝關節的後面。
- 疼痛可能時好時壞，但通常會在蹲、跪和下樓梯時感覺到。

原因

- 患肢過度旋前。
- 核心不穩定（可能是因內臟發炎）。
- 下交叉症候群。
- 髂脛束緊繃和髕骨滑行軌道不正。
- 神經瘤。
- 滑囊炎。
- 過度使用。

治療

急性

- 在最初的 24 至 48 小時內，使用 RICE（見第 29 頁）以避免進一步的傷害並優化癒合時間。
- 消炎方法。

急性後

- 運動按摩。
- 熱療。
- 矯正運動，尤其需改善下肢的肌肉平衡，逐步恢復訓練和競賽。

- 肌力訓練可從等長運動開始，接著是向心運動，最後增加離心運動。

鍛鍊方法

伸展

- 應使膝關節在無痛活動範圍內輕柔地活動，以恢復關節的完整活動度，同時亦有助於疤痕組織重新排列。
- 在無痛範圍內，伸展髖、膝或踝關節周圍任何緊繃的肌肉。伸展肌肉因人而異。

強化力量

- 加強以下肌肉：臀大肌、臀中肌和臀小肌、腹橫肌和腹外斜肌。

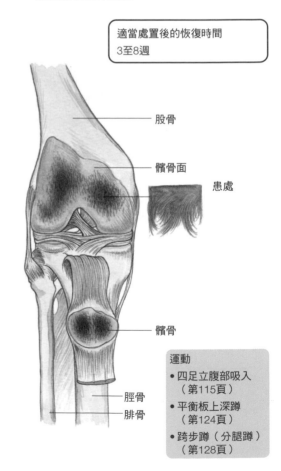

適當處置後的恢復時間
3至8週

股骨

髕骨面

患處

髕骨

脛骨

腓骨

運動
- 四足立腹部吸入
  （第115頁）
- 平衡板上深蹲
  （第124頁）
- 跨步蹲（分腿蹲）
  （第128頁）

髕骨肌腱炎（跳躍者膝）

說明

跳躍者膝是指連接髕骨的髕骨肌腱損傷（理論上是韌帶，因其將骨頭連接在一起）。這種損傷可能會出現微小撕裂和膠原退化。在需要經常跳躍或改變方向的運動員身上很常見，例如美式足球、籃球、保齡球、高爾夫、體操、草地曲棍球、橄欖球和足球、滑板、單板滑雪、田徑和排球。

症狀

- 髕骨底部疼痛。
- 觸碰會疼痛。
- 膝關節伸張會疼痛。
- 患側的肌腱可能較大。

原因

- 患肢過度旋前。
- 核心不穩定（可能是因內臟發炎）。
- 下交叉症候群。
- 過度使用（尤其是跳躍）

治療

急性

- 在最初的 24 至 48 小時內，使用 RICE（見第 29 頁）以避免進一步的傷害並優化癒合時間。
- 消炎方法。

急性後

- 運動按摩。
- 熱療。
- 矯正運動，尤其需改善下肢的肌肉平衡，逐步恢復訓練和競賽。
- 肌力訓練可從等長運動開始，接著是向心運動，最後增加離心運動。
- 長期患有此症者可能需要手術。

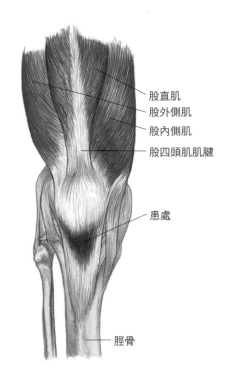

股直肌
股外側肌
股內側肌
股四頭肌肌腱

患處

脛骨

鍛鍊方法

伸展

- 應使膝關節在無痛活動範圍內輕柔地活動，以恢復關節的完整活動度，同時亦有助於疤痕組織重新排列。
- 在無痛範圍內，伸展髖、膝或踝關節周圍任何緊繃的肌肉。伸展肌肉因人而異。

強化力量

- 加強以下肌肉：臀大肌、臀中肌和臀小肌、腓腸肌、股四頭肌、腹橫肌和腹外斜肌。

適當處置後的恢復時間
3週至3個月或更久

運動
- 四足立腹部吸入（第115頁）
- 平衡板上深蹲（第124頁）
- 跨步蹲（分腿蹲）（第128頁）

內側軟骨損傷

說明

半月板是位於脛骨頂端新月形狀的一層軟骨，它為膝關節吸收震動，並且在脛骨和股骨之間傳遞重量。內側半月板附著於內側副韌帶和關節囊，故其受傷的可能性比外側半月板高了五倍。半月板可能會與內側副韌帶和前十字韌帶一起受傷（不幸三重傷）。這種傷害常發生於需要身體衝撞的運動中，當膝關節從側面受到撞擊（阻截）時，例如橄欖球和足球；或是需要扭轉和轉身類型的動作，例如籃球、滑雪和網球。

症狀

- 膝關節內側疼痛。
- 在最初 48 小時內，膝關節腫脹。
- 患側膝關節無法承受體重。
- 疼痛且無法完全屈曲膝關節。
- 膝關節內出現啪啪或喀喀聲。
- 感覺膝關節卡住或無力。

原因

- 通常是運動員在改變方向或轉身時，因膝關節的扭轉動作所造成。

膝關節上視圖

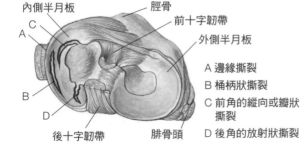

內側半月板　　　脛骨
　　　　　　　前十字韌帶
C　　　　　　　外側半月板
A
　　　　　　　A 邊緣撕裂
　　　　　　　B 桶柄狀撕裂
B　　　　　　　C 前角的縱向或瓣狀
D　　　　　　　　撕裂
後十字韌帶　　腓骨頭　　D 後角的放射狀撕裂

- 患肢過度旋前。
- 核心不穩定（可能是因內臟發炎）。
- 下交叉症候群。
- 撞擊膝關節外側，例如橄欖球或足球的阻截。

治療
急性

- 在最初的 24 至 48 小時內，使用 RICE（見第 29 頁）以避免進一步的傷害並優化癒合時間。
- 消炎方法。

急性後

- 運動按摩。
- 熱療。
- 矯正運動，尤其需改善下肢和腰椎一骨盆部位的肌肉平衡，逐步恢復訓練和競賽。
- 肌力訓練可從等長運動開始，接著向心運動，最後增加離心運動。
- 在某些情況下，可能需要手術。

> 適當處置後的恢復時間
> 2週至4個月或更久

鍛鍊方法
伸展

- 一旦沒有發炎了，應使膝關節在無痛活動範圍內輕柔地活動，以恢復關節的完整活動度，同時亦有助於疤痕組織重新排列。
- 在無痛範圍內，逐漸伸展骨盆、髖、膝或踝關節周圍任何緊繃的肌肉。這些肌肉因人而異。

強化力量

- 一旦可以負重且沒有發炎了，便加強以下肌肉：臀大肌、臀中肌和臀小肌、腹橫肌和腹外斜肌。

> 運動
> - 四足立腹部吸入（第115頁）
> - 平衡板上深蹲（第124頁）
> - 跨步蹲（分腿蹲）（第128頁）

內側副韌帶扭傷

說明

內側副韌帶（MCL）是條寬而扁平的膜狀韌帶，其附著處從脛骨內髁到股骨內收肌結節的正下方。MCL 也稱為脛側副韌帶，可防止內側膝關節內收，以穩定膝關節。MCL 扭傷是相當常見的膝關節韌帶損傷，經常發生於年輕運動員身上。可能會與內側軟骨和前十字韌帶一起受傷（不幸三重傷）。這種傷害大多發生在需要身體衝撞的運動中，當膝關節從側面受到撞擊（阻截）時，例如美式足球、橄欖球和足球；或是扭轉和轉身類型的動作，例如籃球、冰上曲棍球、滑雪和網球。

症狀

- 韌帶的疼痛感從輕微到嚴重不等。
- 膝關節在最初的 48 小時內會腫脹和瘀血（第二級或第三級）。
- 關節鬆動（第二級或第三級）。
- 感覺膝關節卡住或無力。

原因

- 通常是運動員在改變方向或轉身時，因膝關節的扭轉動作所造成。
- 患肢過度旋前。
- 核心不穩定（可能是因內臟發炎）。
- 下交叉症候群。
- 撞擊膝關節外側，例如美式足球、橄欖球或足球的阻截。

治療

急性

- 在最初的 24 至 48 小時內，使用 RICE（見第29頁）以避免進一步的傷害並優化癒合時間。
- 消炎方法。

急性後

- 第二級或第三級可能需要護膝或石膏固定。
- 運動按摩。

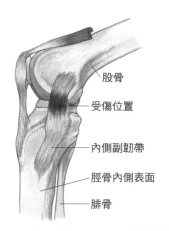

股骨
受傷位置
內側副韌帶
脛骨內側表面
腓骨

> 適當處置後的恢復時間
> 第一級扭傷：2至3週
> 第二級扭傷：3至6週
> 第三級扭傷：3至4個月或更久

- 熱療。
- 矯正運動，尤其需改善下肢和腰椎一骨盆部位的肌肉平衡，逐步恢復訓練（最終階段復健）和競賽。
- 肌力訓練可從等長運動開始，接著是向心運動，最後增加離心運動。
- 第三級撕裂可能需要手術。

鍛鍊方法

伸展

- 一旦沒有發炎了，應使膝關節在無痛活動範圍內輕柔地活動，以恢復關節的完整活動度，同時亦有助於疤痕組織重新排列。
- 在無痛範圍內，逐漸伸展骨盆、髖、膝或踝關節周圍任何緊繃的肌肉。這些肌肉因人而異。

強化力量

- 一旦可以負重且沒有發炎了，便加強以下肌肉：臀大肌、臀中肌和臀小肌、腹橫肌和腹外斜肌。

> 運動
> • 四足立腹部吸入（第115頁）
> • 平衡板上深蹲（第124頁）
> • 跨步蹲（分腿蹲）（第128頁）

骨關節炎

說明

　　關節軟骨是覆蓋在骨頭表面的光滑軟骨纖維層，使骨頭間可平滑動作，並吸收一些震動。骨關節炎（OA）是軟骨的發炎反應和退化。一旦軟骨磨損就會暴露出粗糙的骨頭，進而使關節更加退化。膝關節是關節炎最常發生的地方，最常見於老年人口，在女性中更為常見，而體重過重是一個危險因子。較為激烈的運動容易導致OA，例如籃球、板球、橄欖球和足球。

症狀

- 疼痛。
- 腫脹。
- 膝關節動作時出現碾軋聲（嘎嘎或吱吱作響）。
- 關節僵硬，尤其是在一段時間沒有活動之後，但活動時會減輕。

原因

- 體重過重。
- 膝關節韌帶或半月板曾損傷。
- 關節曾經骨折。
- 過度使用。
- 患肢過度旋前。
- 核心不穩定（可能是因內臟發炎）。

治療

急性

- 在最初的 24 至 48 小時內，使用 RICE（見第29頁）以避免進一步的傷害並優化癒合時間。
- 消炎方法。

急性後

- 可能需要護膝。
- 運動按摩。
- 熱療。

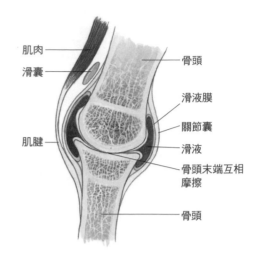

肌肉
滑囊
肌腱
骨頭
滑液膜
關節囊
滑液
骨頭末端互相摩擦
骨頭

- 矯正運動，尤其需改善下肢和腰椎一骨盆部位的肌肉平衡，逐步恢復訓練（最終階段復健）和競賽。
- 肌力訓練可從等長運動開始，接著是向心運動，最後增加離心運動。
- 可能需要手術。

適當處置後的恢復時間
4週至6個月

鍛鍊方法

伸展

- 一旦沒有發炎了，應使膝關節在無痛活動範圍內輕柔地活動，以恢復關節的完整活動度，同時亦有助於疤痕組織重新排列。
- 在無痛範圍內，逐漸伸展骨盆、髖、膝或踝關節周圍任何緊繃的肌肉。伸展這些肌肉因人而異。

強化力量

- 一旦可以負重且沒有發炎了，便加強以下肌肉：臀大肌、臀中肌和臀小肌、股四頭肌、大腿後肌、小腿肌、腹橫肌和腹外斜肌。

運動
- 四足立腹部吸入（第115頁）
- 平衡板上深蹲（第124頁）
- 跨步蹲（分腿蹲）（第128頁）

後十字韌帶扭傷

說明

後十字韌帶（PCL）連接脛骨後髁間位置和股骨內髁，可抵抗相對於股骨的脛骨後移。PCL 約占所有膝部損傷的 20%，通常外側半月板和關節軟骨也會同時受傷。

症狀

- 膝關節疼痛。
- 在小腿部位也可能會感覺疼痛。
- 在負荷下伸張膝關節會疼痛。
- 活動度受限。
- 可能會腫脹。
- 關節不穩定，通常伴隨著膝關節無力的感覺。

原因

- 通常是當膝關節彎曲時，創傷／撞擊脛骨前方，迫使脛骨向後移動。
- 跌落，著地在完全屈曲的膝關節上。
- 車輛碰撞時，小腿撞到儀表板。

治療

急性

- 在最初的 24 至 48 小時內，使用 RICE（見第 29 頁）以避免進一步的傷害並優化癒合時間。
- 消炎方法。

急性後

- 運動按摩。
- 熱療。
- 矯正運動。
- 肌力訓練可從等長運動開始，接著是向心運動，最後增加離心運動。
- 在某些情況下，可能需要手術。

鍛鍊方法

伸展

- 應使膝關節在無痛活動範圍內輕柔地活動，以恢復關節的完整活動度，同時亦有助於疤痕組織重新排列。

- 在無痛範圍內，逐漸伸展髖、膝或踝關節周圍任何緊繃的肌肉。伸展肌肉因人而異。

強化力量

- 加強以下肌肉：臀大肌、臀中肌和臀小肌、大腿後肌群、腓腸肌、股四頭肌、腹橫肌和腹外斜肌。

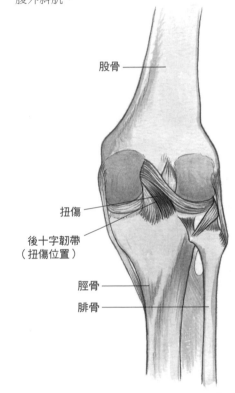

股骨

扭傷

後十字韌帶
（扭傷位置）

脛骨

腓骨

適當處置後的恢復時間
第一級扭傷：2至3週
第二級扭傷：3至6週
第三級扭傷：3至6個月或更久

運動
- 下腹肌群（第123頁）
- 平衡板上深蹲（第124頁）
- 羅馬尼亞硬舉（第131頁）

股四頭肌肌腱炎

說明

股四頭肌肌腱將股四頭肌連接到髕骨上。股四頭肌肌腱炎就是肌腱發炎，這種損傷最常發生於需跑、跳、急停和加速的運動員身上。

症狀

- 髕骨上方疼痛。
- 腫脹。
- 觸碰時容易感到不適。
- 可能會妨礙活動。

原因

- 過度使用。
- 受傷後過早回復訓練。
- 患肢過度旋前。
- 核心不穩定（可能是因內臟發炎）。

治療

急性

- 在最初的 24 至 48 小時內，使用 RICE（見第29頁）以避免進一步的傷害並優化癒合時間。
- 消炎方法。

急性後

- 運動按摩。
- 熱療。
- 矯正運動，尤其需改善下肢和腰椎─骨盆部位的肌肉平衡，逐步恢復訓練和競賽。
- 肌力訓練可從等長運動開始，接著是向心運動，最後增加離心運動。

鍛鍊方法

伸展

- 一旦沒有發炎了，應使膝關節在無痛活動範圍內輕柔地活動，以恢復關節的完整活動度，同時亦有助於疤痕組織重新排列。

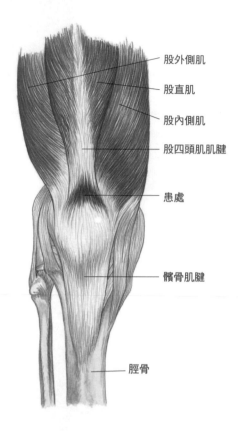

- 股外側肌
- 股直肌
- 股內側肌
- 股四頭肌肌腱
- 患處
- 髕骨肌腱
- 脛骨

- 在無痛範圍內，逐漸伸展骨盆、髖、膝或踝關節周圍任何緊繃的肌肉。這些肌肉因人而異。

強化力量

- 一旦可以負重而且沒有發炎了，便加強以下肌肉：臀大肌、臀中肌和臀小肌、股四頭肌、大腿後肌、小腿肌、腹橫肌和腹外斜肌。

適當處置後的恢復時間
3至4週

運動
- 股四頭肌（第111頁）
- 平衡板上深蹲（第124頁）
- 跨步蹲（分腿蹲）（第128頁）

大腿損傷

大腿後肌起始點肌腱病變

說明

靠近坐骨粗隆（臀部下方）的近端大腿後肌肌腱受傷或發炎，常見於需要衝刺和加速、反覆跑步、踢腿和跳躍的運動員身上。一般被視為過度使用的損傷。

症狀

- 坐骨粗隆周圍感到疼痛、刺痛或僵硬。
- 活動時疼痛，活動後可能會加劇。
- 患肢感覺無力，尤其是在試著跑步時。
- 伸展或收縮大腿後肌時疼痛。

原因

- 常發生於衝刺時，彼時大腿後肌幾乎完全伸展，腿部卻又在腳跟觸地前減速。
- 用力的反覆動作，如踢腿、跳躍或加速。
- 有一種理論是腹橫肌虛弱，導致股二頭肌需要更用力以穩定薦髂關節。
- 另一個理論指出，臀大肌過長／虛弱時，為了伸張髖關節（協同肌主導），因而造成大腿後肌過度作用。

治療

急性

- 在最初的 24 至 48 小時內，使用 RICE（見第 29 頁）以避免進一步的傷害並優化癒合時間。
- 消炎方法。

急性後

- 運動按摩。
- 矯正運動，尤其需改善下肢和腰椎一骨盆部位的肌肉平衡，逐步恢復訓練（最終階段復健）和競賽，以避免再次損傷。
- 肌力訓練可從等長運動開始，接著是向心運動，最後增加離心運動。

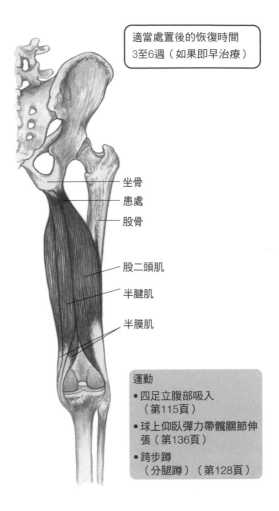

適當處置後的恢復時間
3至6週（如果即早治療）

坐骨
患處
股骨

股二頭肌
半腱肌
半膜肌

運動
- 四足立腹部吸入（第115頁）
- 球上仰臥彈力帶髖關節伸張（第136頁）
- 跨步蹲（分腿蹲）（第128頁）

鍛鍊方法

伸展

- 一旦沒有發炎了，應使髖關節和膝關節在無痛活動範圍內輕柔地活動，以恢復關節的完整活動度，同時亦有助於疤痕組織重新排列。
- 在無痛範圍內，逐漸伸展骨盆、髖、膝或踝關節周圍任何緊繃的肌肉。這些肌肉因人而異。

強化力量

- 一旦沒有發炎了，便加強以下肌肉：臀大肌、大腿後肌及腹橫肌。

大腿後肌拉傷

說明

　　大腿後肌群的第一、二或三級拉傷，在需要衝刺和加速的運動員身上很常見。

症狀

第一級

- 當肌肉收縮或伸展時，大腿後側有緊繃／痙攣的感覺。
- 行走時有些不適。
- 可能有些微腫脹。

第二級

- 立即會感覺到劇烈疼痛。
- 肌肉伸展和收縮時疼痛。
- 行走受到影響；可能會跛行。
- 可能有明顯腫脹。
- 可能無法完全伸直膝關節。

第三級

- 立即且劇烈的疼痛和腫脹。
- 持續的疼痛。
- 行走受到嚴重影響，可能需要使用拐杖。

原因

- 通常發生在衝刺時，彼時大腿後肌幾乎完全伸展，腿部又在腳跟觸地前減速。
- 缺乏有效的熱身。
- 有一種理論是因腹橫肌虛弱，導致股二頭肌需要更用力以穩定薦髂關節。
- 另一個理論指出，臀大肌過長／虛弱時，為了伸張髖關節（協同肌主導），因而造成大腿後肌過度作用。

治療

急性

- 在最初的 24 至 48 小時內，使用 RICE（見第29頁）以避免進一步的傷害並優化癒合時間。
- 消炎方法。

急性後

- 運動按摩。
- 矯正運動，尤其需改善下肢和腰椎—骨盆部位的肌肉平衡，逐步恢復訓練（最終階段復健）和競賽，以避免再次損傷。
- 肌力訓練可從等長運動開始，接著是向心運動，最後增加離心運動。
- 第三級撕裂可能需要手術。

鍛鍊方法

伸展

- 一旦沒有發炎了，應使髖關節和膝關節在無痛活動範圍內輕柔地活動，以恢復關節的完整活動度，同時亦有助於疤痕組織重新排列。
- 在無痛範圍內，逐漸伸展骨盆、髖、膝或踝關節周圍任何緊繃的肌肉。這些肌肉因人而異。

強化力量

- 一旦沒有發炎了，便加強以下肌肉：臀大肌、大腿後肌及腹橫肌。

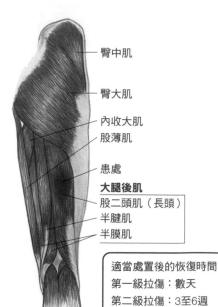

臀中肌
臀大肌
內收大肌
股薄肌
患處
大腿後肌
股二頭肌（長頭）
半腱肌
半膜肌

適當處置後的恢復時間
第一級拉傷：數天
第二級拉傷：3至6週
第三級拉傷：2至3個月

運動
- 四足立腹部吸入（第115頁）
- 羅馬尼亞硬舉（第131頁）
- 跨步蹲（分腿蹲）（第128頁）

骨化性肌炎

說明

這種損傷是非遺傳性的疼痛病症，創傷後，受傷的肌肉組織鈣化（變成骨頭）所致。最常發生於股四頭肌，骨頭在二至四週內開始生長，並且在三至六個月後成熟。「進行性骨化性肌炎」則是遺傳性疾病，肌肉組織沒有創傷也會鈣化，但非常罕見。

症狀

- 疼痛。
- 肌肉內硬塊。
- 活動度受限。

原因

- 肌肉和骨膜（骨頭周圍的筋膜）因撞擊而受傷。
- 沒有在受傷後立即使用 RICE。
- 過早進入積極的徒手治療（按摩技法）。
- 過早回復訓練和／或競賽。

治療

- 應以 X 光檢查確認狀況。
- 患肢休息。
- 消炎方法。
- 在某些情況下，如果影響到動作或刺激神經，則六個月後可能需要手術。

鍛鍊方法

- 沒有特定的伸展或加強運動。

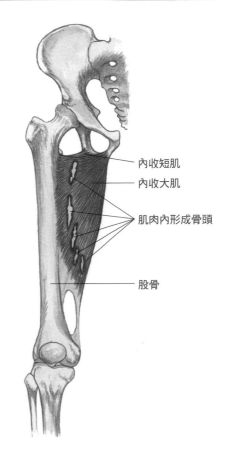

內收短肌

內收大肌

肌肉內形成骨頭

股骨

適當處置後的恢復時間
3至4週

股四頭肌挫傷（死腿）

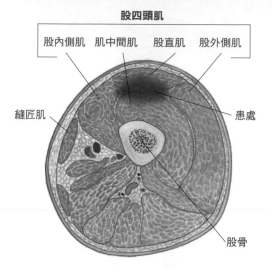

股四頭肌

股內側肌　肌中間肌　股直肌　股外側肌

縫匠肌

患處

股骨

說明

　　這種損傷通常是因為碰撞，造成大腿前方的皮膚、肌肉、筋膜或骨頭瘀血。在經常衝撞大腿的運動中很常見，包括橄欖球、美式足球和足球。出血可以是肌肉內的（筋膜內）或肌肉間的（通過筋膜進入周圍組織）。

症狀

- 大腿前方疼痛、壓痛和腫脹。
- 發紅，逐漸變成黑色、藍色和紫色的瘀血顏色。

原因

- 碰撞傷害，股四頭肌其中的一條或數條擠壓股骨。

治療

急性

- 在最初的 24 至 48 小時內，使用 RICE（見第 29 頁）以避免進一步的傷害並優化癒合時間。
- 消炎方法。

急性後

- 運動按摩。
- 在極少數情況下，可能需要手術清除血塊。

鍛鍊方法

伸展

- 一旦沒有發炎了，應使髖關節和膝關節在無痛活動範圍內輕柔地活動，以恢復關節的完整活動度，同時亦有助於疤痕組織重新排列。

強化力量

- 只要站立時沒有疼痛，便可以繼續上半身的訓練。
- 一旦沒有發炎了，應該逐漸恢復正常訓練。

適當處置後的恢復時間
3天至12週

股四頭肌拉傷

說明

股四頭肌群的第一、二或三級拉傷，在需要跑步、踢腿和跳躍的運動中很常見。最常拉傷的股四頭肌是股直肌，最常拉傷的位置是膝關節上方的肌肉肌腱交接處。

症狀

第一級

- 刺痛、緊繃和輕微不適。
- 行走時可能感到不適。
- 些微或沒有腫脹。
- 撕裂周圍可能發生肌肉痙攣。

第二級

- 撕裂位置有輕微至劇烈程度不等的疼痛。
- 行走或爬樓梯時感到疼痛。
- 無法繼續活動／運動。
- 腫脹。
- 瘀血。
- 無法完全屈曲或伸張膝關節。

第三級

- 大腿嚴重疼痛。
- 無法行走。
- 快速腫脹。
- 24 小時後產生瘀血。
- 可能會看到肌肉明顯的變形。

原因

- 用力踢腿、跳躍或衝刺。

治療

急性

- 在最初的 24 至 48 小時內，使用 RICE（見第 29 頁）以避免進一步的傷害並優化癒合時間。
- 消炎方法。

急性後

- 運動按摩。
- 矯正運動，尤其需改善下肢和腰椎—骨盆部位的肌肉平衡，逐步恢復訓練（最終階段復健）和競賽，以避免再次損傷。

- 肌力訓練可從等長運動開始，接著是向心運動，最後增加離心運動。

鍛鍊方法

伸展

- 一旦沒有發炎了，應使髖關節和膝關節在無痛活動範圍內輕柔地活動，以恢復關節的完整活動度，同時亦有助於疤痕組織重新排列。
- 在無痛範圍內，逐漸伸展骨盆、髖、膝或踝關節周圍任何緊繃的肌肉。這些肌肉因人而異。

強化力量

- 一旦沒有發炎了，便加強以下肌肉：股四頭肌、臀大肌、大腿後肌及腹橫肌。

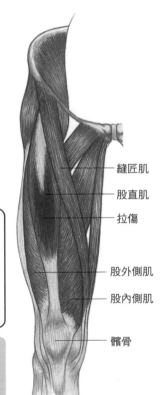

縫匠肌

股直肌

拉傷

股外側肌

股內側肌

髕骨

適當處置後的恢復時間

第一級拉傷：數天

第二級拉傷：3至6週

第三級拉傷：2至3個月

運動
- 四足立腹部吸入（第115頁）
- 球上仰臥彈力帶髖關節伸張（第136頁）
- 跨步蹲（分腿蹲）（第128頁）

股骨應力性骨折

說明

耐力運動員很容易發生因過度使用所引起的股骨骨折,例如馬拉松和超長距離跑者,以及鐵人三項選手。骨質不足性骨折通常發生在訓練量尚未過量時,這是因為骨頭不足以承受正常負荷。

症狀

- 可能會在膝部或髖感到鈍痛,根據骨折的具體位置而異。
- 負重時疼痛。
- 無法繼續正常的活動。

原因

- 訓練量增加得太劇烈。
- 過度旋前。
- 正常骨骼發育的問題。

治療

急性

- 應使用 MRI 和／或 X 光檢查以確認狀況。
- 患肢休息。
- 消炎方法。

急性後

- X 光檢查確認沒有骨折後,接著進行矯正運動,尤其需改善下肢和腰椎—骨盆部位的肌肉平衡,逐步恢復訓練(最終階段復健)和競賽。
- 肌力訓練可從等長運動開始,接著是向心運動,最後增加離心運動。

鍛鍊方法

伸展

- 適時讓髖關節和膝關節在無痛活動範圍內輕柔地活動,以恢復關節的完整活動度。
- 在無痛範圍內,逐漸伸展骨盆、髖、膝或踝關節周圍任何緊繃的肌肉。這些肌肉因人而異。

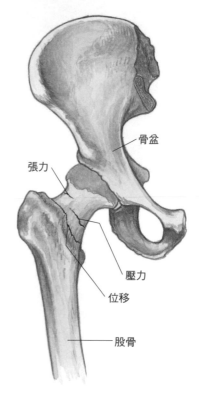

骨盆

張力

壓力

位移

股骨

強化力量

- 首先應於水中慢跑,因為這樣跨步時對骨頭的應力較小。
- 一旦 X 光檢查顯示有骨頭再生,並且可以承受負重時,便加強以下肌肉:臀大肌、臀中肌和臀小肌、腹橫肌和腹外斜肌。

適當處置後的恢復時間
6至12週

運動
- 水中慢跑(第137頁)
- 球上仰臥彈力帶髖關節伸張(第136頁)
- 跨步蹲(分腿蹲)(第128頁)

腹股溝損傷

運動性恥骨區痛

說明

　　運動性恥骨區痛的指是腹外斜肌腱膜撕裂、腹股溝淺環擴張、恥骨結節撕裂分離，同時與腹股溝韌帶分離。運動性恥骨區痛不會產生疝氣。患者通常是成年男性，尤其是需要踢腿和／或快速扭身和轉向動作的多方向運動之運動員。

症狀

- 運動中感到腹股溝疼痛無力。
- 疼痛可能放射到內收肌和睪丸。
- 運動後覺得腹股溝僵硬和痠痛。
- 在沒有不適的情況下，無法衝刺、扭身、轉向或踢腿，和／或缺乏速度。
- 咳嗽、打噴嚏或大笑時，可能會感到疼痛。

原因

- 據信是因為創傷或過度衝刺、踢腿、扭身和改變方向所致。
- 缺乏有效的熱身。
- 在彈震動作時無法穩定骨盆（核心虛弱）。
- 內收肌緊繃。
- 遺傳因素。

治療

- 需要手術，接著是一般復健的所有階段，直至最終階段復健。

> 適當處置後的恢復時間
> 手術後6至12週

鍛鍊方法

伸展

- 一旦沒有發炎了，應使髖關節和膝關節在無痛活動範圍內輕柔地活動，以恢復關節的完整活動度，同時亦有助於疤痕組織重新排列。
- 在無痛範圍內，逐漸伸展骨盆、髖、膝或踝關節周圍任何緊繃的肌肉。這些肌肉因人而異。

強化力量

- 一旦沒有發炎了，便加強以下肌肉：臀大肌、臀中肌和臀小肌、股四頭肌、大腿後肌、腹肌、腰方肌及闊背肌。

> 運動
> - 下腹肌群（第123頁）
> - 仰臥側向滾球（第125頁）
> - 單臂推纜繩（第132頁）

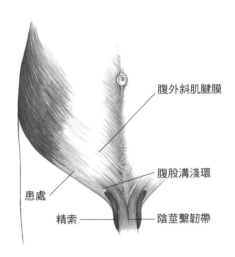

腹外斜肌腱膜

腹股溝淺環

患處

精索

陰莖繫韌帶

腹股溝拉傷

說明

內收肌群的第一、二或三級拉傷，腹股溝拉傷在需要衝刺、快速變換方向和踢腿的運動中很常見。足球、橄欖球、網球、冰上曲棍球、美式足球和短跑皆是特別容易發生腹股溝拉傷的運動。完全撕裂的情況很少見。

症狀

第一級

- 行走時可能感覺有些不適。
- 可能仍然可以活動。
- 活動後不適加劇。
- 肌肉緊繃。
- 可能僅有些微腫脹。

第二級

- 中等至嚴重疼痛。
- 肌肉伸展和收縮時感到疼痛。
- 改變方向時感到疼痛。
- 肌肉緊繃。
- 行走受影響；可能會跛行。
- 腫脹和瘀血可能很明顯。

第三級

- 衝刺或改變方向時，立即感到嚴重疼痛。
- 肌肉痙攣。
- 嚴重的腫脹和瘀血（通常在 24 小時後）。
- 行走受到嚴重影響。

原因

- 跑步和踢腿時，因肌肉之伸長與收縮，對肌肉造成反覆的微小創傷。
- 快速改變方向時，減速和加速對肌肉造成反覆的微小創傷。
- 缺乏有效的熱身。
- 在彈震動作時無法穩定骨盆（核心虛弱）。
- 內收肌緊繃或虛弱。

治療

急性

- 在最初的 24 至 48 小時內，使用 RICE（見第 29 頁）以避免進一步的傷害並優化癒合時間。
- 消炎方法。

急性後

- 運動按摩。
- 矯正運動，尤其需改善下肢和腰椎—骨盆部位的肌肉平衡，逐步恢復訓練（最終階段復健）和競賽，以避免再次損傷。
- 肌力訓練可從等長運動開始，接著是向心運動，最後增加離心運動。
- 第三級撕裂可能需要手術。

鍛鍊方法

伸展

- 一旦沒有發炎了，應使髖關節和膝關節在無痛活動範圍內輕柔地活動，以恢復關節的完整活動度，同時亦有助於疤痕組織重新排列。
- 在無痛範圍內，逐漸伸展骨盆、髖、膝或踝關節周圍任何緊繃的肌肉。這些肌肉因人而異。

強化力量

- 一旦沒有發炎了，便加強以下肌肉：臀大肌、臀中肌和臀小肌、股四頭肌、大腿後肌、腹肌、腰方肌及闊背肌。

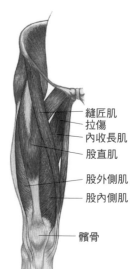

縫匠肌
拉傷
內收長肌
股直肌

股外側肌

股內側肌

髕骨

> **適當處置後的恢復時間**
> 第一級拉傷：數天
> 第二級拉傷：3 至 6 週
> 第三級拉傷：2 至 3 個月

> **運動**
> - 內收肌（第 105 頁）
> - 球上仰臥彈力帶髖關節伸張（第 136 頁）

腹股溝疝氣

說明

　　腹股溝疝氣是指內臟通過腹股溝管的缺口，穿過腹壁而突出。直接型疝氣是指腹部內容物通過腹壁較弱處，突出到腹股溝管。間接型疝氣則是因先天的缺陷，導致部分腹部從腹股溝深環突起，但這種類型較少見。腹股溝疝氣的患者通常是成年男性，且大多從事踢腿和／或需要快速扭身和轉向動作的多方向運動。足球、橄欖球、美式足球和短跑是導致腹股溝疝氣的高風險運動。

症狀

非創傷性

- 躺下時腹股溝的突起消失。
- 間歇性「類似牙痛」的鈍痛。
- 疼痛很少會放射到內收肌。
- 疼痛會隨著運動強度的增加而增加，然後隨著疲勞出現而減輕。
- 咳嗽、打噴嚏或大笑時，可能會感到疼痛。

創傷性

- 創傷後腹股溝／下腹部／生殖器部位出現結實的腫脹，例如橄欖球阻截造成之創傷。
- 持續的疼痛。
- 該部位有急劇的疼痛、腫脹和變色。

原因

- 創傷或過度衝刺、踢腿、扭身和改變方向所致。
- 在彈震動作時無法穩定骨盆（核心虛弱）。
- 腹肌虛弱。
- 遺傳因素。

治療

- 需要手術，接著是一般復健的所有階段，直至最終階段復健。

鍛鍊方法

伸展

- 一旦沒有發炎了，應使髖關節和膝關節在無痛活動範圍內輕柔地活動，以恢復關節的完整活動度，同時亦有助於疤痕組織重新排列。
- 在無痛範圍內，逐漸伸展骨盆、髖、膝或踝關節周圍任何緊繃的肌肉。這些肌肉因人而異。

強化力量

- 一旦沒有發炎了，便加強以下肌肉：腹橫肌、腹內斜肌及腹外斜肌。

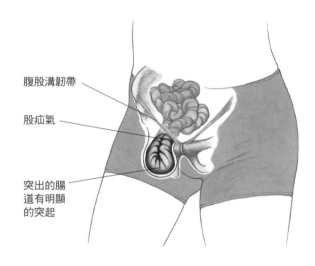

腹股溝韌帶

股疝氣

突出的腸道有明顯的突起

適當處置後的恢復時間
手術後6至8週

運動
- 四足立腹部吸入（第115頁）
- 下腹肌群（第123頁）
- 伐木運動（第138頁）

恥骨炎

說明

　　此為一種恥骨聯合發炎的罕見病症，大多發生於足球、冰上曲棍球和美式足球選手身上。診斷結果常與腹股溝拉傷相混淆。

症狀

- 下腹部／恥骨／恥骨聯合位置感到疼痛。
- 多為單側疼痛。
- 可能會跛行。
- 患肢也可能感覺無力。

原因

- 通常發生在恥骨聯合長期反覆的動作後，例如衝刺、踢腿和扭身，因這類動作會產生剪力和張力，伴隨恥骨聯合韌帶鬆弛。
- 在彈震動作時無法穩定骨盆（核心虛弱）。
- 過度訓練。
- 長短腳。

治療

急性

- 初期應休息並冰敷患處。
- 消炎方法。

急性後

- 由 NUCCA 整脊師進行寰椎重新排列和矯正運動計畫，以解決功能性長短腳（常見）。
- 輔具有助於結構上的長短腳（非常罕見）。

鍛鍊方法

伸展

- 在無痛範圍內，逐漸伸展骨盆、髖、膝或踝關節周圍任何緊繃的肌肉。這些肌肉因人而異。

強化力量

- 根據生物力學評估的結果，加強腰椎─骨盆─髖部部位、腹部或下肢周圍任何虛弱或過長的肌肉。

> 適當處置後的恢復時間
> 需要數個月

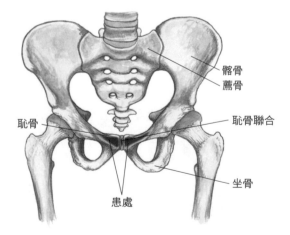

髂骨
薦骨
恥骨
恥骨聯合
坐骨
患處

臀部損傷

髖關節滑囊炎

說明

髖關節滑囊炎是由髖部部位的滑囊發炎反應所引起的疼痛病症，大多發生在需要跑步的運動中，例如足球、美式足球和長跑。滑囊發炎時，髂脛束會於每一個跨步時，對髖關節產生摩擦，因而引起進一步的刺激。此損傷也可能由撞擊引起，例如跌落在堅硬的地面上，且髖部著地，例如足球守門員。

症狀

- 髖部外側疼痛、壓痛和腫脹。
- 疼痛可能會放射到腿部。
- 行走、跑步或爬樓梯時，疼痛加劇。

原因

- 不良的肌肉平衡／姿勢。
- 過度使用。
- 患肢過度旋前。
- 長短腳。
- 核心不穩定（可能是因內臟發炎）。
- 用力摔到患側髖部。

治療

急性

- 在最初的 24 至 48 小時內，使用 RICE（見第29頁）以避免進一步的傷害並優化癒合時間。
- 消炎方法。

急性後

- 運動按摩。
- 熱療。
- 矯正運動，尤其需改善下肢和腰椎—骨盆部位的肌肉平衡，逐步恢復訓練（最終階段復健）和競賽。

- 肌力訓練可從等長運動開始，接著是向心運動，最後增加離心運動。

鍛鍊方法

伸展

- 可能需要特別注意闊筋膜張肌，以避免被髂脛束摩擦。
- 在無痛範圍內，逐漸伸展骨盆、髖、膝或踝關節周圍任何緊繃的肌肉。這些肌肉因人而異。

強化力量

- 一旦可以負重且沒有發炎了，便加強以下肌肉：臀大肌、臀中肌和臀小肌、股四頭肌、大腿後肌、小腿肌、腹橫肌和腹外斜肌。

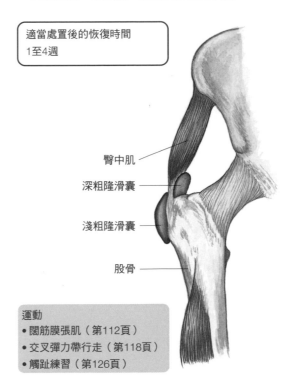

> 適當處置後的恢復時間
> 1至4週

臀中肌

深粗隆滑囊

淺粗隆滑囊

股骨

> 運動
> - 闊筋膜張肌（第112頁）
> - 交叉彈力帶行走（第118頁）
> - 觸趾練習（第126頁）

梨狀肌症候群

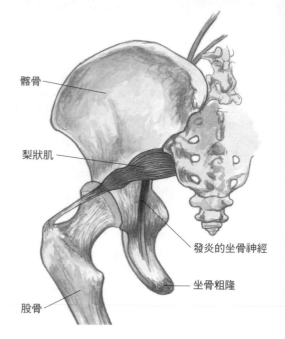

髂骨

梨狀肌

發炎的坐骨神經

坐骨粗隆

股骨

說明

　　梨狀肌是一條小肌肉，起始於薦骨外前側表面，終止於股骨大粗隆上。梨狀肌可以讓髖關節外轉，且有助於穩定髖關節和薦髂關節。梨狀肌症候群是因為梨狀肌刺激坐骨神經，使臀部和大腿後側疼痛的病症。常與腰椎間盤突出所引起的類似症狀相混淆，亦可能與大腿後肌拉傷和大腿後肌肌腱病變混淆。坐式運動之運動員尤其容易受到傷害，例如划船和騎自行車。

症狀

- 臀部感到疼痛、刺痛、痠痛或麻木。
- 疼痛可能會放射到腿部，一直往下到大腿後肌和小腿肌，有時甚至延伸到腳。

原因

- 梨狀肌的緊繃、痙攣或疤痕組織。
- 創傷後梨狀肌的血腫。
- 核心不穩定。
- 患肢過度旋前。
- 薦髂關節不穩定。
- 髖關節外展肌群虛弱，以及髖關節內收肌群緊繃。
- 用力摔到患側梨狀肌（創傷）。

治療

急性

- 休息和冰敷。
- 消炎方法。
- 神經肌肉療法（Neuromuscular Therapy™）。
- 主動放鬆技術（Active Release Technique®）。

急性後

- 熱療、冷熱交替。
- 伸展梨狀肌（並非所有情況適用）。

- 矯正運動，尤其需改善下肢和腰椎一骨盆部位的肌肉平衡，逐步恢復訓練（最終階段復健）和競賽。
- 在極端的情況下需要手術。

鍛鍊方法

伸展

- 可能需要特別注意梨狀肌和內收肌群，以避免對坐骨神經產生刺激。
- 在無痛範圍內，逐漸伸展骨盆、髖、膝或踝關節周圍任何緊繃的肌肉。這些肌肉因人而異。

強化力量

- 一旦可以負重且沒有發炎了，便加強以下肌肉：臀大肌、臀中肌和臀小肌、腹橫肌和腹外斜肌。

適當處置後的恢復時間
6至8週
手術後多達3個月

運動
- 四足立腹部吸入（第115頁）
- 仰臥側向滾球（第125頁）
- 交叉彈力帶行走（第118頁）

薦髂關節功能異常

說明

　　薦髂關節（SIJ）是薦骨和髂骨之間的 L 形關節。SIJ 功能異常是由 SIJ 發炎反應所引起的疼痛病症，亦為背痛的常見原因。

症狀

- 後上髂脊（PSIS）周圍至下背部有輕微至中等鈍痛。
- 通常是單側，但也可能是雙側。
- 活動中，會感到疼痛變得嚴重或劇烈。
- 疼痛可以轉移到髖、臀、腹股溝和大腿後側。
- 臀肌可能發生肌肉痙攣。

原因

- 腰椎—骨盆部位周圍的肌肉失衡。
- 核心不穩定。
- 寰椎（C1）半脫位。
- 長短腳——功能性（常見）或結構性（非常罕見）。
- 關節炎病症。
- 創傷，例如車禍。
- 懷孕。

治療

- 停止平常的運動活動。
- 消炎方法。
- 運動按摩和／或神經肌肉療法。
- SJI 授動術（物理治療）。
- 寰椎重新排列（NUCCA 整脊師）。
- 矯正運動，尤其需改善下肢和腰椎—骨盆部位的肌肉平衡，逐步恢復訓練（最終階段復健）和競賽。

鍛鍊方法

伸展

- 在無痛範圍內，逐漸伸展骨盆、髖、膝或踝關節周圍任何緊繃的肌肉。這些肌肉因人而異。

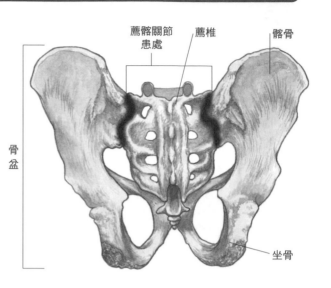

薦髂關節患處　　薦椎　　髂骨

骨盆

坐骨

適當處置後的恢復時間
3至6週

強化力量

- 加強腰椎—骨盆部位周圍任何虛弱的肌肉。這些肌肉因人而異，但通常會包括腹橫肌、多裂肌、臀大肌、闊背肌、豎脊肌、腹外斜肌和腹內斜肌。

運動
- 四足立腹部吸入（第115頁）
- 仰臥側向滾球（第125頁）
- 單臂拉纜繩（第134頁）

坐骨神經痛

說明

　　坐骨神經是人體最大的周邊神經，由L4 到 S3 脊神經開始，延伸到髖關節後方，接著一直往下到腿部。五條坐骨神經中的任何一條受到壓迫或刺激，就會導致坐骨神經痛，或坐骨神經本身受到壓迫或刺激，也會引起疼痛。那些從事以坐式為主要運動方式的運動員尤其容易受到傷害，例如划船和騎自行車。

症狀

- 疼痛、刺痛、痠痛或麻木。
- 可能會在下背部、臀部、大腿後肌、小腿肌和腳感覺疼痛。

原因

- 腰椎間盤突出。
- 椎管狹窄。
- 脊椎滑脫。
- 脊椎後滑脫。
- 梨狀肌症候群。
- 核心不穩定。
- 腰椎的嚴重創傷。

治療

急性

- 停止平常的運動活動。
- 消炎方法。
- 神經肌肉療法。
- 主動放鬆技術。

急性後

- 熱療、冷熱交替。
- 矯正運動，尤其需改善下肢和腰椎—骨盆部位的肌肉平衡，逐步恢復訓練（最終階段復健）和競賽。
- 在極端的情況下需要手術。

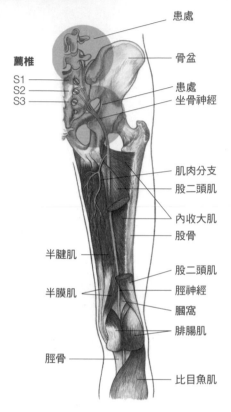

患處
骨盆
患處
坐骨神經
薦椎
S1
S2
S3
肌肉分支
股二頭肌
內收大肌
股骨
半腱肌
股二頭肌
半膜肌
脛神經
膕窩
腓腸肌
脛骨
比目魚肌

鍛鍊方法

伸展

- 在無痛範圍內，逐漸伸展骨盆、髖、膝或踝關節周圍任何緊繃的肌肉。這些肌肉因人而異，但通常包括大腿後肌和下腹肌群。

強化力量

- 加強腰椎—骨盆部位周圍任何的虛弱肌肉。這些肌肉因人而異，但通常會包括腹橫肌、髖屈肌、多裂肌、腰大肌和腰豎脊肌。

適當處置後的恢復時間
3至6週
手術後多達3個月

腰椎損傷

小面關節疼痛

說明

　　小面關節屬滑液關節，有助於限制脊柱的動作，分散椎體和椎間盤受力。小面關節疼痛可能是因為小面關節本身或是神經受到壓迫所引起。從事需要反覆伸張腰椎的運動尤其容易受到傷害，例如板球和體操。

症狀

- 發炎的關節部位持續疼痛。
- 患處周圍的肌肉痙攣。
- 腰椎伸張通常會加劇症狀。
- 疼痛偶爾會放射到臀部和大腿後肌上方部位。

原因

- 腰椎過度前凸──超過 35°，在女性較為常見。
- 椎間盤退化疾病。
- 長短腳──功能性（常見）或結構性（非常罕見）。
- 核心不穩定。
- 腰椎的嚴重創傷。

治療

急性

- 停止平常的運動活動。
- 消炎方法。
- 運動按摩。
- 神經肌肉療法。

急性後

- 矯正運動，尤其需改善下肢和腰椎─骨盆部位的肌肉平衡，逐步恢復訓練（最終階段復健）和競賽。

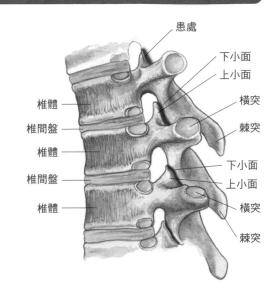

患處
下小面
上小面
橫突
棘突
椎體
椎間盤
椎體
下小面
椎間盤
上小面
椎體
橫突
棘突

適當處置後的恢復時間
3至6週

鍛鍊方法

伸展

- 在無痛範圍內，逐漸伸展骨盆、髖、膝或踝關節周圍任何緊繃的肌肉。這些肌肉因人而異，但通常包括腰大肌、股直肌和腰豎脊肌。

強化力量

- 加強腰椎─骨盆部位周圍任何虛弱的肌肉。這些肌肉因人而異，但通常包括腹橫肌、臀大肌、大腿後肌群和下腹肌群。

運動
- 四足立腹部吸入（第115頁）
- 下腹肌群（第123頁）
- 羅馬尼亞硬舉（第131頁）

椎間盤障礙——神經根壓迫

說明

　　脊柱的每一個椎骨之間都夾著椎間盤，其中間有一個髓核，而外部圍繞著纖維環。施加在脊柱上的壓力，尤其是壓縮和扭轉，會導致椎間盤凸起或突出（髓核突破纖維環），可能因此壓迫到脊神經根而引起疼痛。然而，並非所有椎間盤突出都會引起疼痛。最常見的椎間盤凸起或突出是後外側部分，這是因為該部位沒有被後縱韌帶支撐。從事坐式運動，例如划船和騎自行車以及需要脊柱屈曲和旋轉的運動，較容易受到傷害，例如板球、高爾夫和棒球。

症狀

- 輕微至嚴重程度不等的疼痛與刺痛，肌肉無力、癱瘓或麻木。
- 下背部、臀部、大腿後肌、小腿肌和腳感覺疼痛。

原因

- 舉重的技術不良。
- 高速反覆的腰椎屈曲和旋轉。
- 久坐所造成的腰椎前凸不足（少於30°）。
- 腰椎過度前凸——超過35°，在女性較為常見。
- 椎管狹窄。
- 脊椎滑脫。
- 脊椎後滑脫。
- 椎間盤退化疾病。
- 臀中肌虛弱（外側系統）。
- 長短腳——功能性（常見）或結構性（非常罕見）。
- 核心不穩定。
- 腰椎的嚴重創傷。

治療

急性

- 停止平常的運動活動。

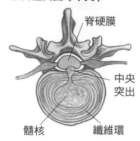

椎間盤突出（中央）

脊硬膜

中央突出

髓核　　　纖維環

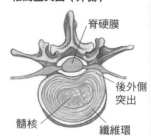

椎間盤突出（外側）

脊硬膜

後外側突出

髓核　　　纖維環

- 消炎方法。
- 運動按摩。
- 神經肌肉療法。
- 主動放鬆技術。

急性後

- 矯正運動，尤其需改善下肢和腰椎—骨盆部位的肌肉平衡，逐步恢復訓練（最終階段復健）和競賽。
- 在極端的情況下需要手術，例如馬尾症候群。

鍛鍊方法

伸展

- 在無痛範圍內，逐漸伸展骨盆、髖、膝或踝關節周圍任何緊繃的肌肉。這些肌肉因人而異，但通常包括大腿後肌和下腹肌群。

強化力量

- 加強腰椎—骨盆部位周圍任何虛弱的肌肉。這些肌因人而異，但通常包括腹橫肌、多裂肌、腰大肌和腰豎脊肌。

適當處置後的恢復時間
3至6週

運動
- 麥肯基伏地挺身（第100頁）
- 四足立腹部吸入（第115頁）
- 髖關節和背部伸張（第113頁）

椎弓解離和脊椎滑脫

說明

　　椎弓解離是指椎弓峽部骨折，此為退化性病症；脊椎滑脫是椎弓峽部完全斷裂，且患處椎骨向前滑動。需要反覆伸張腰椎的運動員容易受到傷害，例如板球和體操選手。

症狀

椎弓解離

- 患處周圍疼痛和／或肌肉無力。
- 下背部和／或腿部感覺異常。
- 症狀通常在單側。
- 僵硬和強直。
- 腰椎伸張通常會加劇症狀。
- 疼痛偶爾會放射到臀部和大腿後肌上方部位。
- 腰椎前凸不足和大腿後肌繃緊，可能是損傷所造成的代價。

脊椎滑脫

- 椎骨向前滑動。
- 大腿後肌繃緊。
- 步態異常。
- 臀肌萎縮（肌肉耗損）。
- 患處周圍的疼痛和／或肌肉無力。
- 感覺異常和／或疼痛可能會放射至臀部、大腿後肌、小腿肌和腳。
- 症狀通常只在單側。
- 僵硬和強直。
- 腰椎伸張通常會加劇症狀。
- 試圖從坐姿站起時可能感覺到疼痛。
- 咳嗽／打噴嚏時會引起疼痛。

原因

- 腰椎反覆伸張。
- 腰椎過度前凸——超過 35°。
- 核心不穩定。

適當處置後的恢復時間
每個人的差異很大；在某些情況下，可能無法完全恢復運動

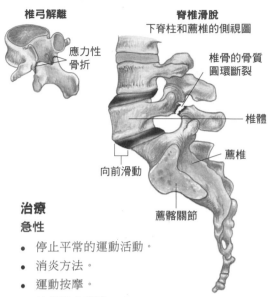

椎弓解離

應力性骨折

脊椎滑脫
下脊柱和薦椎的側視圖

椎骨的骨質圓環斷裂

椎體

薦椎

向前滑動

薦髂關節

治療

急性

- 停止平常的運動活動。
- 消炎方法。
- 運動按摩。
- 神經肌肉療法。

急性後

- 矯正運動，尤其需改善下肢和腰椎—骨盆部位的肌肉平衡，逐步恢復訓練（最終階段復健）和競賽。
- 如果保守治療無效，脊椎滑脫可能需要脊椎融合手術。

鍛鍊方法

伸展

- 在無痛範圍內，逐漸伸展骨盆、髖、膝或踝關節周圍任何緊繃的肌肉。這些肌肉因人而異。大腿後肌通常會變得緊繃，致使腰椎變直以避免疼痛。伸展大腿後肌會增加疼痛復發的可能性，因此應該避免或格外小心地伸展。

強化力量

- 加強腰椎—骨盆部位周圍任何虛弱的肌肉。這些肌肉因人而異。應避免需要腰椎伸張的運動，以免症狀加劇。

運動
- 四足立腹部吸入（第115頁）
- 下腹肌群（第123頁）
- 球上仰臥彈力帶髖關節伸張（第136頁）

頸椎和胸椎損傷

僵直性脊椎炎

說明

慢性關節炎和自身免疫性疾病會導致椎骨融合在一起，僵直性脊椎炎通常會造成患處僵硬。男性比女性更常患有此症，其中又以 20 至 40 歲最普遍。

症狀

- 脊柱和薦髂關節感到疼痛和僵硬。
- 疼痛可能放射到臀部。
- 疲勞和噁心。
- 經常和眼睛發炎有關。
- 青春期前的患者可能也會感到腳和踝部疼痛腫脹，還可能產生跟骨骨刺。

原因

- 尚未完全了解，但目前的共識是遺傳的成分極小。
- 這是一種自體免疫反應。
- 有些證據指出這是對克雷伯氏菌的免疫反應。

治療

- 運動按摩。
- 改善／優化肌肉平衡。
- 消炎方法。
- 抗菌方法。
- 低澱粉飲食。

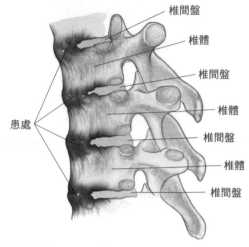

椎間盤
椎體
椎間盤
椎體
椎間盤
椎體
椎間盤
患處

鍛鍊方法

伸展

- 頸、肩、上背部和上軀幹周圍任何緊繃的肌肉。這些肌肉因人而異。

強化力量

- 加強頸、肩和上背部周圍任何虛弱的肌肉。這些肌肉因人而異。

適當處置後的恢復時間
不可能完全恢復

運動
- 四足立腹部吸入（第115頁）
- 下腹肌群（第123頁）
- 單臂拉纜繩（第134頁）

寰椎半脫位複合體

說明

寰椎半脫位複合體（Atlas Subluxation Complex，ASC）包括可察覺的頭部、寰椎和頸椎排列不良、脊椎肌肉收縮、姿勢扭曲，以及短腿現象。ASC 的影響範圍包含中樞神經和周邊神經系統，以及與這種進行性退化性病症直接或間接相關的症狀和疾病。這會發生在寰椎（C1 椎骨）於顳骨枕骨部位下方排列不良時。會發生頭部創傷和／或摔倒的運動尤其容易受到傷害，例如足球、下坡滑雪、橄欖球、美式足球、拳擊、武術、騎馬和賽車。ASC 比大多數人所知道的更為複雜，有時候可能會被誤診為其他疾病，此時要注意 ASC 發生的機率要高於一系列疾病共同存在的機率。

症狀

- 可能沒有任何異常表現。
- 功能性長短腳。
- 功能性脊椎側彎。
- 可能會因為一個不相關的損傷感到疼痛。
- 下頸部、上背部或下背部可能會疼痛和／或刺痛。
- 可能會頭痛。
- 可能會駝背。
- 可能有薦髂關節功能異常。
- 可能內臟失調。

原因

- 頭、頸或肩部的創傷（包括摔倒時用手撐住）。
- 失調的呼吸機制。
- 下頜肌肉不平衡（顳顎關節）。
- 視力失調。
- 前庭失調。
- 單側腳的結構和腿長失調。

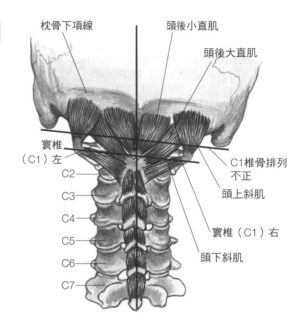

枕骨下項線　頭後小直肌
頭後大直肌
寰椎（C1）左
C2
C3
C4
C5
C6
C7
C1椎骨排列不正
頭上斜肌
寰椎（C1）右
頭下斜肌

> 適當處置後的恢復時間
> 1至4週

治療

- NUCCA 整脊調整。
- 矯正運動。
- 可能需要矯正呼吸、下頜力學、視力、前庭或腿長結構差異。

鍛鍊方法

伸展

- 頸、肩、上背部和上軀幹周圍任何緊繃的肌肉。這些肌肉因人而異。

強化力量

- 加強頸、肩和上背部周圍任何虛弱的肌肉。這些肌肉因人而異。

> 運動
> - 深頸部屈肌（第119頁）
> - 瑞士球頸部運動（第120頁）
> - 單臂啞鈴聳肩（第133頁）

休門氏病

說明

這是一種和遺傳相關的病症，脊柱的椎骨在生長時（兒童時期），前方高度小於後方而呈楔形。這些楔形椎骨會造成脊柱輕微至嚴重程度不等的過度後凸姿勢。有些人可以沒有妨礙地進行運動，但有一些人沒有辦法。在男性身上較為常見。

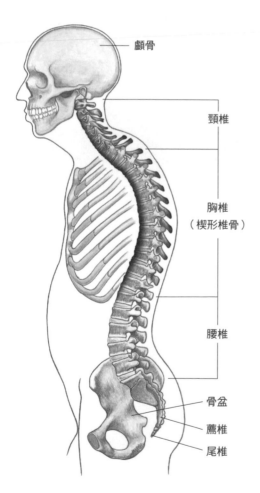

顱骨

頸椎

胸椎
（楔形椎骨）

腰椎

骨盆

薦椎

尾椎

症狀

- 胸椎過度彎曲（駝背）。
- 胸部（脊柱）曲線的頂點可能會感到疼痛。
- 20 - 30% 的患者也有脊椎側彎。
- 大腿後肌緊繃是常見的症狀。
- 可能有器官損傷，但較罕見。
- 可能有神經損傷，但較罕見。

原因

- 尚未完全了解，但目前共識為遺傳因素。

治療

- 運動按摩。
- 關節授動術（整骨或整脊師）。
- 改善／優化肌肉平衡。
- 伸展腹肌和大腿後肌群。

鍛鍊方法

伸展

- 頸、肩、上背部和上軀幹周圍任何緊繃的肌肉。這些肌肉因人而異。

強化力量

- 加強頸、肩和上背部周圍任何虛弱的肌肉。這些肌肉因人而異。

適當處置後的恢復時間
不可能完全恢復

運動
- 大腿後肌──坐在瑞士球上（第108頁）
- 四足立腹部吸入（第115頁）
- 下腹肌群（第123頁）

揮鞭損傷

說明

　　揮鞭損傷是與頸部有關的損傷，通常是因頸部突然扭曲所致，通常還包括頸部的伸張。這可能會造成頸部肌肉拉傷和／或頸部韌帶扭傷，亦可能包括神經受傷和／或頸椎骨折。會產生碰撞的運動尤其容易受到傷害，例如賽車、騎馬、橄欖球、美式足球、滑雪、冰上曲棍球和足球。

症狀

- 頸部和上背部感到疼痛和／或刺痛，但可能不會立即出現。
- 肩部的轉移疼痛。
- 手臂可能會感覺異常。
- 頭痛和／或頭暈。
- 視力可能變得模糊。
- 可能有下頜損傷和功能異常。

原因

- 通常是因為碰撞引起頸椎突然屈曲和伸張，但也可能是任何角度的碰撞。

治療

急性

- 尋求醫療處置，以檢查是否有骨折、神經受傷和腦震盪。
- 停止平常的運動活動。
- 在最初的 24 小時內進行冷療。
- 消炎方法。

急性後

- 運動按摩（急性期後）。
- NUCCA 整脊調整。
- 在無痛範圍內，逐漸增加頸部在所有動作範圍內的活動度。
- 矯正運動，尤其需改善上半身的肌肉平衡，逐步恢復訓練（最終階段復健）和競賽。

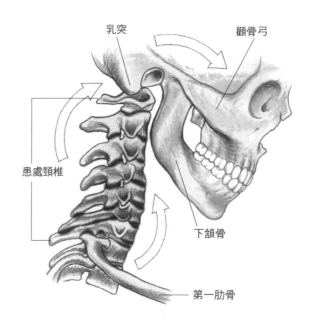

乳突　　　　　　　　顴骨弓

患處頸椎

下頜骨

第一肋骨

鍛鍊方法

伸展

- 在無痛範圍內，逐漸伸展頸、肩、上背部和上軀幹周圍任何緊繃的肌肉。這些肌肉因人而異。

強化力量

- 加強頸、肩和上背部周圍任何虛弱的肌肉。這些肌肉因人而異。

適當處置後的恢復時間
3天至3個月

運動
- 深頸部屈肌（第119頁）
- 瑞士球頸部運動（第120頁）
- 單臂啞鈴聳肩（第133頁）

胸部和腹部損傷

腹部疝氣

說明

　　腹部疝氣是指腹壁上的一個弱點變成局部的孔洞，被腹膜包覆脂肪組織或腹部器官經由該孔洞突出。上腹疝氣通常出現在肚臍和肋骨之間的白線部位。大多發生在二十多歲的男性身上。臍疝氣是指穿過肚臍的突起，通常源自出生時的疝氣復發。

症狀

- 疝氣部位可能會疼痛，也可能不會。
- 在腹部薄弱的部位凸起。
- 脂肪組織沿著白線突出。
- 腹部內容物經由肚臍突出。

原因

- 當器官所在的腔室周圍肌肉變弱時，腔室內的壓力因此增加。
- 懷孕。
- 肥胖。
- 先前手術的疤痕組織。
- 營養不良。
- 排便時的拉傷。
- 遺傳因素。

治療

- 需要手術，接著是一般復健的所有階段，直至最終階段復健。

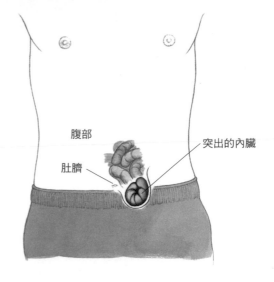

腹部

肚臍

突出的內臟

鍛鍊方法

伸展

- 一旦手術傷口癒合了，應使軀幹在無痛活動範圍內輕柔地活動，以恢復脊柱和腹部的完整活動度，同時亦有助於疤痕組織重新排列。

強化力量

- 一旦沒有發炎了，便加強以下肌肉：腹橫肌、腹內斜肌、腹外斜肌和腹直肌。

適當處置後的恢復時間
手術後6至8週

運動
- 四足立腹部吸入（第115頁）
- 下腹肌群（第123頁）
- 伐木運動（第138頁）

肋軟骨炎（TIETZE'S症候群）

說明

肋軟骨連接前十根肋骨到胸骨。肋軟骨炎是因為肋軟骨發炎所引起的胸部疼痛病症。似乎最常發生於年齡在 20 至 40 歲之間的成年人，各種運動項目中，又以划船選手有較高的機率患有這種病症。

症狀

- 胸部疼痛。
- 疼痛感通常會因運動而加劇。
- 可能會發紅和腫脹
- 深呼吸會使得疼痛加劇。

原因

- 胸部反覆發生微小創傷。
- 胸部創傷，例如車禍時方向盤撞到胸部。
- 上呼吸道感染也和這種病症有關。

治療

急性

- 停止會加劇症狀的日常活動。
- 消炎方法。

急性後

- 熱療。

鍛鍊方法

伸展

- 沒有特定的伸展有助於恢復。

強化力量

- 沒有特定的運動有助於恢復。

適當處置後的恢復時間
4週至6個月

損傷位置以紅色表示

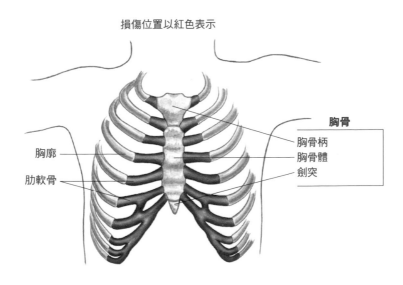

胸骨

胸骨柄
胸骨體
劍突

胸廓

肋軟骨

胸大肌拉傷

說明

　　胸大肌起始於胸骨、鎖骨的內側半部，以及前六根肋骨的肋軟骨，終止於肱骨大粗隆上。這種損傷是指胸大肌的第一、二或三級撕裂，幾乎只發生在 20 至 50 歲之間的男性身上。

症狀

- 胸部和上臂疼痛。
- 患肢無力。
- 瘀血。
- 完全斷裂時皮膚表面會形成凹陷。

原因

- 用力的活動，例如舉重，尤其是臥推。
- 身體衝撞運動中的阻擋和阻截。
- 使用類固醇會增加損傷風險。

治療

急性

- 在最初的 24 至 48 小時內，使用 RICE（見第 29 頁）以避免進一步的傷害並優化癒合時間。
- 消炎方法。

急性後

- 運動按摩。
- 矯正運動，尤其需改善上半身的肌肉平衡，逐步恢復訓練（最終階段復健）和競賽，以避免再次損傷。
- 肌力訓練可從等長運動開始，接著是向心運動，最後增加離心運動。
- 第三級撕裂可能需要手術。

適當處置後的恢復時間
第一級：數天
第二級：3至6週
第三級：2至3個月

鍛鍊方法

伸展

- 在無痛範圍內，逐漸增加肩關節活動度。
- 頸部、肩部、上背部和上軀幹周圍任何緊繃的肌肉。這些肌肉因人而異。

強化力量

- 加強頸部、肩部和上背部周圍任何虛弱的肌肉。這些肌肉因人而異。

運動
- 馬匹直立站姿（第122頁）
- 單臂推纜繩（第132頁）

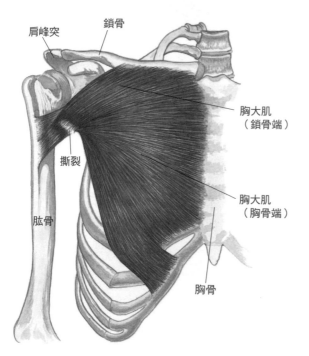

肩峰突　鎖骨

胸大肌（鎖骨端）

撕裂

胸大肌（胸骨端）

肱骨

胸骨

肋骨骨折

說明

　　十二根肋骨之一發生骨折，屬身體衝撞運動中相對常見的傷害，例如拳頭或肘部打到肋骨，或用力跌落在堅硬的表面（例如地面）皆可能導致損傷。橄欖球、美式足球、拳擊和武術選手尤其容易受到這種傷害。

症狀

- 骨折位置感到疼痛和腫脹。
- 呼吸困難。
- 咳嗽和打噴嚏時會疼痛。

原因

- 胸廓創傷。
- 用拳打、肘擊或腿踢到肋骨。
- 胸廓跌落在堅硬的地面。

治療

- 休息是唯一的方法。
- 需要醫療照護。

> 適當處置後的恢復時間
> 3至12週

鍛鍊方法

伸展

- 不適用。

加強

- 沒有特定的運動有助於恢復。
- 損傷癒合後，加強核心肌群可能有助於防止將來對肋骨的損傷。

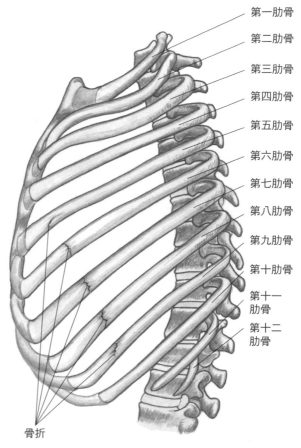

第一肋骨
第二肋骨
第三肋骨
第四肋骨
第五肋骨
第六肋骨
第七肋骨
第八肋骨
第九肋骨
第十肋骨
第十一肋骨
第十二肋骨
骨折

> 運動
> - 四足立腹部吸入（第115頁）
> - 伐木運動（第138頁）
> - 硬舉（第127頁）

胸鎖關節扭傷

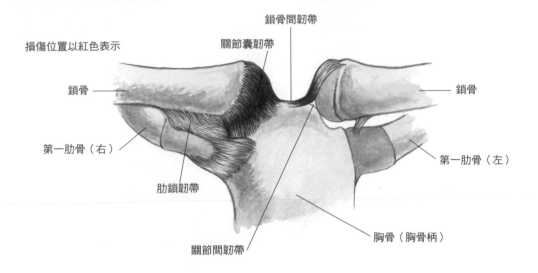

鎖骨間韌帶
關節囊韌帶
損傷位置以紅色表示
鎖骨
鎖骨
第一肋骨（右）
第一肋骨（左）
肋鎖韌帶
胸骨（胸骨柄）
關節間韌帶

說明

胸鎖關節（SC）是連接胸骨和鎖骨的滑液關節，由關節盤分隔，以及四條韌帶所連接。SC 關節扭傷是指圍繞關節的韌帶發生第一、二或三級扭傷。從事會發生軀幹創傷和／或摔倒的運動尤其容易受到傷害，例如足球、下坡滑雪、橄欖球、美式足球、拳擊、武術、騎馬和賽車。

症狀

- 觸壓關節位置感覺疼痛。
- 疼痛會放射到肩關節。

原因

- 軀幹或肩部創傷。
- 摔倒時用手撐住。

治療

- 停止平常的訓練。
- 因為關節非常靠近重要血管，因此必須尋求醫療建議。

鍛鍊方法

伸展

- 適時使肩關節在無痛活動範圍內輕柔地活動，以恢復脊柱和腹部的完整活動度，同時亦有助於疤痕組織重新排列。

強化力量

- 沒有特定的運動有助於恢復。
- 復健開始之時，適合進行閉鎖鏈肩部運動。

適當處置後的恢復時間
3至4週

運動
- 馬匹直立站姿（第122頁）

肩部損傷

肩鎖關節扭傷

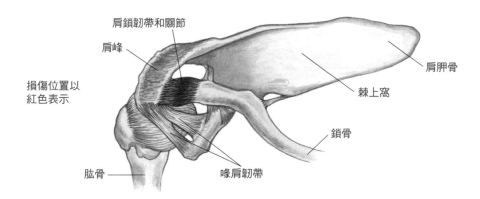

肩鎖韌帶和關節

肩峰

肩胛骨

損傷位置以
紅色表示

棘上窩

鎖骨

肱骨

喙肩韌帶

說明

　　肩鎖關節（AC）是連接肩胛骨肩峰和鎖骨的滑動滑液關節，由三條韌帶所連接。AC 關節扭傷是指圍繞關節的韌帶發生第一、二或三級扭傷。會發生軀幹創傷和／或摔倒的運動尤其容易受到傷害，例如足球、下坡滑雪、橄欖球、美式足球、拳擊、武術、騎馬和賽車。

症狀

- 觸壓關節位置感覺疼痛。
- 整個肩關節都會疼痛。
- 可能會腫脹。

原因

- 軀幹或肩部創傷。
- 摔倒時用手撐住。

治療

- 停止平常的訓練。
- 最初手臂可能需要使用吊帶固定。
- 貼紮。
- 消炎方法。
- 韌帶完全斷裂時，可能需要手術。

鍛鍊方法

伸展

- 應適時讓肩關節在無痛活動範圍內輕柔地活動，以恢復脊柱和腹部的完整活動度，同時亦有助於疤痕組織重新排列。

強化力量

- 沒有特定的運動有助於恢復。
- 復健時，適合以閉鎖鏈肩部運動為始。

適當處置後的恢復時間
3週至4個月

運動
- 胸小肌（第110頁）
- 俯臥眼鏡蛇（第114頁）
- 馬匹直立站姿（第122頁）

肱二頭肌拉傷

說明

　　肱二頭肌起始於肩胛骨的喙突和盂上結節，終止於橈骨粗隆和肱二頭肌腱膜。肱二頭肌拉傷是這些肌肉或肌腱的第一、二、三級撕裂。最常見的損傷部位是長頭的近端肌腱；旋轉袖拉傷和／或關節唇撕裂也可能同時發生。在訓練或比賽中，經常進行大重量舉重的運動員尤其容易受到傷害。

症狀

- 上臂突然的刺痛。
- 可能會聽到「啪」的一聲。
- 觸壓患處會疼痛。
- 患肢無力。
- 肌肉或肌腱完全斷裂時，可能會看到肌肉鼓成一團。

原因

- 大重量舉重——經由肘部承受過度負荷。
- 上交叉症候群。
- 肱二頭肌肌腱被肩峰夾擠。

治療

急性

- RICE（見第29頁）。
- 消炎方法。

急性後

- 運動按摩。
- 在無痛範圍內，逐漸增加肩關節和肘關節的活動度。
- 矯正運動，尤其需改善上半身的肌肉平衡，逐步恢復訓練（最終階段復健）和競賽，以避免再次損傷。
- 肌力訓練可從等長運動開始，接著是向心運動，最後增加離心運動。
- 肌肉或肌腱完全斷裂時可能需要手術。

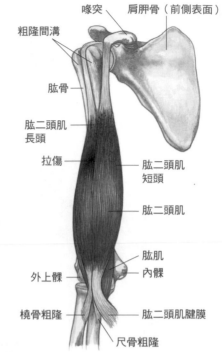

喉突　肩胛骨（前側表面）
粗隆間溝
肱骨
肱二頭肌長頭
拉傷
肱二頭肌短頭
肱二頭肌
肱肌
外上髁　內髁
橈骨粗隆　肱二頭肌腱膜
尺骨粗隆

鍛鍊方法

伸展

- 在無痛範圍內，逐漸增加肩關節活動度。
- 頸部、肩部、上背部和上軀幹周圍任何緊繃的肌肉。這些肌肉因人而異，然而胸小肌通常都是緊繃的。

強化力量

- 加強頸部、肩部和上背部周圍任何虛弱的肌肉。這些肌肉因人而異。
- 菱形肌、斜方肌（中間纖維）、小圓肌、棘下肌、頸長肌和頭長肌通常都是虛弱的。

適當處置後的恢復時間
第一級：數天
第二級：3至6週
第三級：2至3個月

運動
- 俯臥眼鏡蛇（第114頁）
- 馬匹直立站姿（第122頁）
- 纏繩旋轉袖訓練（第116頁）

脫臼

說明

　　肩關節脫臼是指盂肱關節的肱骨頭與肩胛骨分開。脫臼位可以是前位（95%），後位（4%）或下位（1%）。肩關節是人體中活動度最高卻最不穩定的關節，也是最常發生脫臼的關節。關節囊、韌帶、骨頭、血管、神經和肌腱通常會在脫臼的同時受傷。從事會發生軀幹創傷的運動尤其容易受到傷害，例如足球、下坡滑雪、橄欖球、美式足球、拳擊、武術、騎馬和賽車。

症狀

- 肩部周圍感到明顯的疼痛。
- 患肢無法活動。
- 肩關節明顯移位。
- 患肢可能感到麻木。

原因

- 軀幹或肩部創傷。
- 摔倒時用手撐住，尤其是肩關節外展和外旋時。

治療

急性

- 通常需要手術。
- 停止平常的訓練。
- 最初手臂可能需使用吊帶固定。
- 貼紮。
- 消炎方法。

急性後

- 在無痛範圍內，逐漸增加肩關節的活動度。
- 矯正運動，尤其需改善上半身的肌肉平衡，逐步恢復訓練（最終階段復健）和競賽，以避免再次損傷。
- 肌力訓練可從等長運動開始，接著是向心運動，最後增加離心運動。

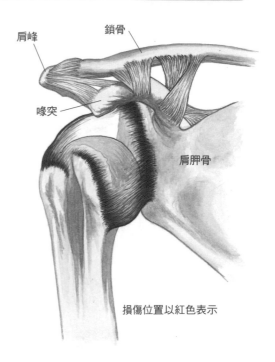

肩峰　　　鎖骨

喙突

肩胛骨

損傷位置以紅色表示

> 適當處置後的恢復時間
> 3至4個月

鍛鍊方法

伸展

- 適時使肩關節在無痛活動範圍內輕柔地活動，以恢復脊柱和腹部的完整活動度，同時亦有助於疤痕組織重新排列。

強化力量

- 沒有特定的運動有助於恢復。
- 復健時，適合以閉鎖鏈肩部運動為始。

運動
- 肩關節鬆動（第103頁）
- 馬匹直立站姿（第122頁）
- 纜繩旋轉袖訓練（第116頁）

鎖骨骨折

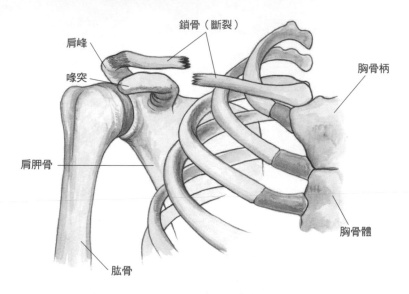

肩峰

喙突

肩胛骨

肱骨

鎖骨（斷裂）

胸骨柄

胸骨體

說明

　　這種損傷是由於鎖骨遭撞擊、肩部用力著地，或摔到時用向外伸直的手臂撐住所致。從事橄欖球、冰上曲棍球和美式足球等運動尤其容易受到傷害。

症狀

- 嚴重的疼痛。
- 骨折位置發生腫脹。
- 可能會看到變形。

原因

- 鎖骨創傷。
- 摔倒在堅硬的地面上，肩部著地。
- 摔倒時用向外伸直的手臂撐住。

治療

- 休息。
- 以吊帶固定患肢一至二週。
- 消炎方法和止痛。
- 在某些情況下，可能需要手術。

鍛鍊方法

伸展

- 受傷一至二週之後，在無痛範圍內，逐漸增加肩關節在所有平面動作的活動度。
- 頸部、肩部、上背部和上軀幹周圍任何緊繃的肌肉。這些肌肉因人而異，然而胸小肌通常都是緊繃的。

強化力量

- 加強頸部、肩部和上背部周圍任何虛弱的肌肉。這些肌肉因人而異。

適當處置後的恢復時間
3至4週

運動
- 肩關節鬆動（第103頁）

五十肩

說明

　　五十肩是由肩關節囊發炎所造成的疼痛病症，患部僵硬且會阻礙肩關節的正常動作。在 40 歲以上的成人和女性中最為常見。危險因子還包括糖尿病、中風、肺部疾病和心臟病。

症狀

- 患側肩部感到刺痛和無力。
- 肩關節活動度嚴重受限。
- 無法進行日常活動。
- 躺在患側時會疼痛，影響睡眠。
- 肌肉萎縮。

原因

- 先前的肩部損傷。
- 近期動過肩部手術。
- 風溼性疾病。

治療

急性

- 消炎方法。
- 運動按摩。
- 針灸。

急性後

- 熱療。
- 在無痛範圍內，逐漸增加肩關節的活動度。
- 可能需要在麻醉下進行授動術。
- 矯正運動，尤其需改善上半身的肌肉平衡，逐步恢復訓練（最終階段復健）和競賽，以避免再次損傷。
- 肌力訓練可從等長運動開始，接著是向心運動，最後增加離心運動。
- 在極端的情況下，可能需要手術。

適當處置後的恢復時間
3至12個月

運動

伸展

- 在無痛範圍內，逐漸增加肩關節活動度。
- 頸部、肩部、上背部和上軀幹周圍任何緊繃的肌肉。

強化力量

- 加強頸部、肩部和上背部周圍任何虛弱的肌肉。這些肌肉因人而異。

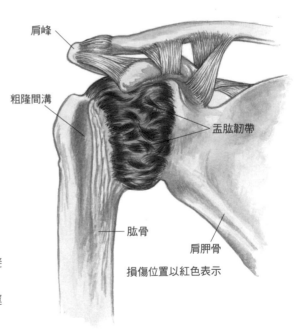

肩峰
粗隆間溝
盂肱韌帶
肱骨
肩胛骨
損傷位置以紅色表示

運動
• 肩關節鬆動（第103頁）

盂唇撕裂

說明

　　盂唇是附著在肩胛骨關節盂周圍的纖維軟骨環。盂唇撕裂可能肇因於各種不同的因素,其中又以從事舉手過頭的運動尤其容易受到傷害,例如棒球、球拍類運動、板球、排球和游泳。

症狀

- 肩部周圍的陣陣鈍痛。
- 因為肩部疼痛而難以入睡。
- 患肢無力。
- 可能會有被「抓住」或「掐住」的感覺。
- 進行舉手過頭的活動通常會加劇症狀。
- 肩關節的活動度可能受限。

原因

- 反覆、快速的舉手過頭運動。
- 上交叉症候群。
- 肩關節不穩定。
- 肩部創傷,包括脫臼。
- 肱二頭肌損傷。

治療

急性

- 可能需要手術修復盂唇。
- 停止舉手過頭的活動。
- 消炎方法。

急性後

- 運動按摩。
- 貼紮。
- 在無痛範圍內,逐漸增加肩關節的活動度。
- 矯正運動,尤其需改善上半身的肌肉平衡,逐步恢復訓練(最終階段復健)和競賽,以避免再次損傷。
- 肌力訓練可從等長運動開始,接著是向心運動,最後增加離心運動。

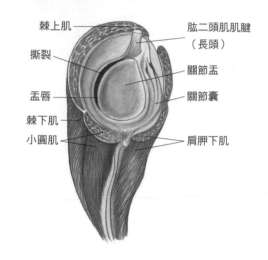

棘上肌　　　　　　　肱二頭肌肌腱（長頭）
撕裂　　　　　　　　關節盂
盂唇　　　　　　　　關節囊
棘下肌
小圓肌　　　　　　　肩胛下肌

適當處置後的恢復時間
手術後多達一年

鍛鍊方法

伸展

- 在無痛範圍內,逐漸增加肩關節活動度。
- 頸部、肩部、上背部和上軀幹周圍任何緊繃的肌肉。這些肌肉因人而異,然而胸小肌通常都是緊繃的。

強化力量

- 加強頸部、肩部和上背部周圍任何虛弱的肌肉。這些肌肉因人而異。
- 從閉鎖鏈運動開始,逐漸增加關節的負荷。
- 菱形肌、斜方肌(中間纖維)、小圓肌、棘下肌、頸長肌和頭長肌往往都是虛弱的。

運動
- 俯臥眼鏡蛇(第114頁)
- 馬匹直立站姿(第122頁)
- 纜繩旋轉袖訓練(第116頁)

夾擠症候群
游泳肩／投手肩

說明

夾擠症候群是指旋轉袖在肩胛骨肩峰突與肱骨頭之間受到夾擠。持續的夾擠會造成旋轉袖肌腱發炎和壓痛。如果夾擠症候群持續，可能會導致旋轉袖拉傷。從事舉手過頭的運動尤其容易受到傷害，例如棒球、球拍類運動、板球、排球和游泳。

症狀

- 患肢疼痛無力且無法動作。
- 舉手過頭的活動會加劇症狀。
- 肩關節的活動度可能受限。

原因

- 上交叉症候群。
- 骨刺。
- 肩關節不穩定。

治療

急性

- 停止舉手過頭的活動。
- 消炎方法。

急性後

- 運動按摩。
- 貼紮。
- 在無痛範圍內，逐漸增加肩關節的活動度。
- 矯正運動，尤其需改善上半身的肌肉平衡，逐步恢復訓練（最終階段復健）和競賽，以避免再次損傷。
- 肌力訓練可從等長運動開始，接著是向心運動，最後增加離心運動。
- 可能需要手術移除骨刺。

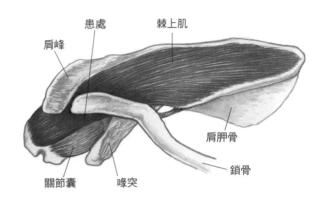

患處　棘上肌　肩峰　肩胛骨　鎖骨　關節囊　喙突

適當處置後的恢復時間
3至6週

鍛鍊方法

伸展

- 在無痛範圍內，逐漸增加肩關節活動度。
- 頸部、肩部、上背部和上軀幹周圍任何緊繃的肌肉。這些肌肉因人而異，然而胸小肌通常都是緊繃的。

強化力量

- 加強頸部、肩部和上背部周圍任何虛弱的肌肉。這些肌肉因人而異。
- 菱形肌、斜方肌（中間纖維）、小圓肌、棘下肌、頸長肌和頭長肌往往都是虛弱的。

運動
- 胸小肌（第110頁）
- 俯臥眼鏡蛇（第114頁）
- 馬匹直立站姿（第122頁）

旋轉袖拉傷

說明

　　旋轉袖肌群包括棘上肌、肩胛下肌、小圓肌和棘下肌。拉傷可能是對旋轉袖肌肉或肌腱的第一、二、三級撕裂，不過更常見的是肌腱損傷，棘上肌則是最常見的損傷肌肉。旋轉袖拉傷是常見的肩部損傷，從事舉手過頭的運動尤其容易受到傷害，例如棒球、球拍類運動、板球、排球和游泳。

症狀

- 肩部外側部位周圍疼痛。
- 抬起手臂時感到疼痛。
- 患肢無力。
- 舉手過頭的活動會加劇症狀。
- 肩關節的活動度可能受限。

原因

- 上交叉症候群。
- 骨刺。
- 肩關節不穩定。

治療

急性

- 停止舉手過頭的活動。
- 消炎方法。

急性後

- 運動按摩。
- 貼紮。
- 在無痛範圍內，逐漸增加肩關節的活動度。
- 矯正運動，尤其需改善上半身的肌肉平衡，逐步恢復訓練（最終階段復健）和競賽，以避免再次損傷。

- 肌力訓練可從等長運動開始，接著是向心運動，最後增加離心運動。
- 可能需要手術移除骨刺。

鍛鍊方法

伸展

- 在無痛範圍內，逐漸增加肩關節活動度。
- 頸部、肩部、上背部和上軀幹周圍任何緊繃的肌肉。這些肌肉因人而異，然而胸小肌通常都是緊繃的。

強化力量

- 加強頸部、肩部和上背部周圍任何虛弱的肌肉。這些肌肉因人而異。
- 菱形肌、斜方肌（中間纖維）、小圓肌、棘下肌、頸長肌和頭長肌往往都是虛弱的。

適當處置後的恢復時間
第一級：數天
第二級：3至6週
第三級：2至3個月

運動
- 俯臥眼鏡蛇（第114頁）
- 馬匹直立站姿（第122頁）
- 纜繩旋轉袖訓練（第116頁）

前側　　　　　　　　　　　　　　　　**後側**

前側標示：肩峰突　喙突　棘上肌　肩胛骨　肱骨頭　肩胛下肌　肱骨幹

後側標示：肩胛骨棘　喙突　棘上肌　肩峰突　肱骨頭　肱骨幹　棘下肌　小圓肌

損傷位置以暗紅色表示

肘部損傷

內上髁炎（高爾夫球肘）

說明

　　這是屈腕肌肌腱在肱骨內上髁附著處的疼痛病症。據信是因反覆過度使用手臂，隨著時間，造成共同屈肌肌腱有微小創傷。雖然這種病症的確好發於高爾夫球選手，但從事任何運動都有可能發生，尤其是投擲運動，例如棒球和板球。

症狀

- 內上髁位置周圍疼痛。
- 抓握物體時，疼痛會放射到前臂。

原因

- 反覆過度使用手臂。
- 投擲運動時，肘部快速減速。
- 肱骨內上髁直接性創傷。
- 快速增加運動量。

治療

急性

- 停止平常的活動／訓練。
- 前 24 至 48 小時冰敷。
- 消炎方法。

急性後

- 熱療。
- 運動按摩。
- 主動放鬆技術。
- 在無痛範圍內，逐漸增加腕關節和肘關節的活動度。
- 矯正運動，尤其需改善上半身的肌肉平衡，逐步恢復訓練（最終階段復健）和競賽，以避免再次損傷。
- 肌力訓練可從等長運動開始，接著是向心運動，最後增加離心運動。

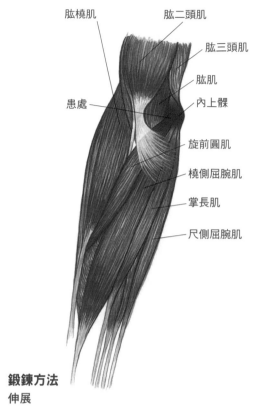

肱橈肌　　肱二頭肌　　肱三頭肌　　肱肌　　內上髁　　患處　　旋前圓肌　　橈側屈腕肌　　掌長肌　　尺側屈腕肌

鍛鍊方法

伸展

- 在無痛範圍內，逐漸增加腕關節和肘關節活動度。
- 頸部、肩部、上背部和上軀幹周圍任何緊繃的肌肉。這些肌肉因人而異。

強化力量

- 加強頸部、肩部和上背部周圍任何虛弱的肌肉。這些肌肉因人而異。
- 應加強前臂屈肌之等長、向心和離心運動。

適當處置後的恢復時間
3週至3個月

運動
- 屈腕肌（第140頁）
- 藥球肩關節內轉肌群（第130頁）

正中神經卡陷

說明

在正中神經穿過肘部時，被 Struthers 韌帶（非常少見）、肱二頭肌腱膜或旋前圓肌雙頭卡陷或壓迫。如果沒有及早治療，可能會導致手臂和手永久癱瘓。

症狀

- 在屈腕肌的部位感到壓痛、鈍痛和刺痛。
- 前臂感到疼痛、麻木和刺痛，並可能延伸到腕部和手。
- 魚際隆起可能會萎縮。

原因

- 肌肉、肌腱或韌帶發炎。
- 異常的骨頭增生、腫瘤，以及其他占位性病灶。

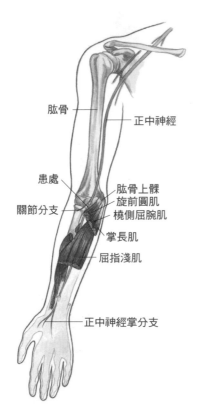

肱骨
正中神經
患處
肱骨上髁
旋前圓肌
關節分支
橈側屈腕肌
掌長肌
屈指淺肌
正中神經掌分支

治療

急性

- 停止會加劇病症的活動。
- 冰敷。
- 消炎方法。
- 運動按摩。
- 主動放鬆技術。

急性後

- 在無痛範圍內，逐漸增加腕關節和肘關節的活動度。
- 矯正運動，尤其需改善上半身的肌肉平衡，逐步恢復訓練（最終階段復健）和競賽，以避免再次損傷。
- 肌力訓練可從等長運動開始，接著是向心運動，最後增加離心運動。可能需要加強前臂肌肉。
- 在極端的情況下，可能需要手術。

鍛鍊方法

伸展

- 在無痛範圍內，逐漸增加腕關節和肘關節活動度。
- 正中神經需要鬆動（滑動）。
- 伸展頸部、肩部、上背部和上軀幹周圍任何緊繃的肌肉。這些肌肉因人而異。

強化力量

- 加強頸部、肩部和上背部周圍任何虛弱的肌肉。這些肌肉因人而異。
- 加強前臂屈肌、旋後肌和旋前肌之等長、向心和離心運動。

> 適當處置後的恢復時間
> 6至12週

> 運動
> - 正中神經鬆動（第101頁）
> - 屈腕肌（第140頁）
> - 單臂推纜繩（第132頁）

橈神經卡陷（橈隧道症候群）

說明

　　這種病症常與網球肘相混淆。橈神經卡陷是橈神經穿過外上髁時，受到發炎的肌肉和肌腱卡陷或壓迫。若外上髁有直接性創傷，可能會損傷橈神經。

症狀

- 在伸腕肌的部位有壓痛、鈍痛和刺痛。
- 刺痛和麻木。
- 旋後時負重會加劇疼痛。

原因

- 橈隧道周圍的肌肉發炎。
- 肘部外側遭到直接撞擊。

治療

急性

- 停止會加劇病症的活動，尤其是腕關節伸張、旋後和旋前活動。
- 冰敷。
- 消炎方法。
- 運動按摩。
- 主動放鬆技術。

急性後

- 在無痛範圍內，逐漸增加腕關節和肘關節的活動度。
- 矯正運動，尤其需改善上半身的肌肉平衡，逐步恢復訓練（最終階段復健）和競賽，以避免再次損傷。
- 肌力訓練可從等長運動開始，接著是向心運動，最後增加離心運動。可能需要加強前臂肌肉。

適當處置後的恢復時間
4至6週

鍛鍊方法

伸展

- 在無痛範圍內，逐漸增加腕關節和肘關節活動度。
- 鬆動（滑動）橈神經。
- 頸部、肩部、上背部和上軀幹周圍任何緊繃的肌肉。這些肌肉因人而異。

強化力量

- 加強頸部、肩部和上背部周圍任何虛弱的肌肉。這些肌肉因人而異。
- 加強前臂伸肌、旋後肌和旋前肌之等長、向心和離心運動。

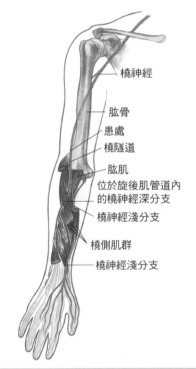

橈神經
肱骨
患處
橈隧道
肱肌
位於旋後肌管道內的橈神經深分支
橈神經淺分支
橈側肌群
橈神經淺分支

運動
- 橈神經鬆動（第102頁）
- 伸腕肌（第140頁）
- 單臂推纜繩（第132頁）

網球肘

說明

網球肘是伸腕肌肌腱在肱骨外上髁附著處的疼痛病症。據信是因反覆過度使用手臂所致，隨著時間，會造成共同伸肌肌腱產生微小創傷。外上髁之直接性創傷和橈神經卡陷也是可能的原因。儘管名為網球肘，但是在網球選手中並不常見。從事任何運動皆有可能發生網球肘；年紀超過30歲後更是常見。

症狀

- 外上髁周圍疼痛。
- 腕關節伸張和抓握動作通常會造成疼痛。

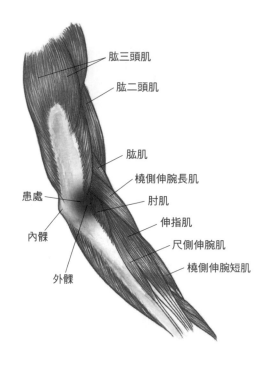

肱三頭肌
肱二頭肌
肱肌
橈側伸腕長肌
患處
肘肌
內髁
伸指肌
尺側伸腕肌
外髁
橈側伸腕短肌

適當處置後的恢復時間
3週至3個月

原因

- 反覆過度使用手臂。
- 在舉手過頭運動時，腕部快速減速，例如網球。
- 肱骨外上髁有直接性創傷。
- 橈神經沾黏在肘關節囊上。

治療

急性

- 停止平常的活動／訓練。
- 前24至48小時冰敷。
- 消炎方法。

急性後

- 熱療。
- 運動按摩。
- 主動放鬆技術。
- 在無痛範圍內，逐漸增加腕關節和肘關節的活動度。
- 矯正運動，尤其需改善上半身的肌肉平衡，逐步恢復訓練（最終階段復健）和競賽，以避免再次損傷。
- 肌力訓練可從等長運動開始，接著是向心運動，最後增加離心運動。

鍛鍊方法

伸展

- 在無痛範圍內，逐漸增加腕關節和肘關節活動度。
- 頸部、肩部、上背部和上軀幹周圍任何緊繃的肌肉。這些肌肉因人而異。

強化力量

- 加強頸部、肩部和上背部周圍任何虛弱的肌肉。這些肌肉因人而異。
- 加強前臂伸肌之等長、向心和離心運動。

運動
- 伸腕肌（第140頁）
- 藥球肩關節外轉肌群（第129頁）

腕部損傷

舟狀骨骨折

說明

　　舟狀骨是位於拇指側、橈骨莖突遠端的花生狀骨頭，是八塊腕關節中，最常骨折的一塊，通常是因摔倒時用手撐住所造成。從事會發生摔倒的運動尤其容易受到傷害，例如滑板、自行車、越野車、單板滑雪、下坡滑雪、競速溜冰和騎馬。

症狀

- 腕部疼痛。
- 拇指下方感覺疼痛和壓痛。
- 骨折位置可能會腫脹。

原因

- 摔倒時用向外伸直的手臂撐住。
- 直接性創傷。

治療

- 石膏固定 9 至 12 週。
- 如果石膏固定後骨頭沒有癒合，可能需使用電刺激器。
- 在某些情況下，可能需要手術。
- 拆掉石膏後，在無痛範圍內，逐漸增加腕關節的活動度。
- 肌力訓練可從等長運動開始，接著是向心運動，最後增加離心運動。也要加強前臂肌肉。

鍛鍊方法

伸展

- 在無痛範圍內，逐漸增加腕關節和肘關節活動度。

強化力量

- 加強前臂屈肌、伸肌、旋後肌和旋前肌之等長、向心和離心運動。

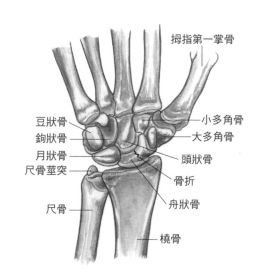

拇指第一掌骨
豆狀骨
鉤狀骨
月狀骨
尺骨莖突
尺骨
小多角骨
大多角骨
頭狀骨
骨折
舟狀骨
橈骨

適當處置後的恢復時間
9至12週（沒有手術）
6至8週（手術後）

運動
- 屈腕肌（第140頁）
- 伸腕肌（第140頁）

腕隧道症候群

說明

　　這種症候群是因正中神經穿過腕隧道時，受到卡陷或壓迫而引起疼痛的病症。腕隧道是一個由腕部通到手的孔洞，由一側的腕骨和另一側的橫腕韌帶所形成；而正中神經和九條屈肌肌腱穿過其中。女性較易於患有腕隧道症候群，是男性的三倍。據信這是因為女性的腕隧道比較小。

症狀

- 拇指和手指（尤其是食指和中指）感覺麻木、刺痛和灼熱。
- 魚際隆起可能會萎縮。
- 可能會失去握力。
- 手臂和肩部也可能出現疼痛，手會腫脹，夜間時加劇。

原因

- 肌肉、肌腱或韌帶發炎。
- 異常的骨頭增生、腫瘤，以及其他占位性病灶。
- 肥胖。
- 關節炎。
- 該部位有直接性創傷。
- 糖尿病。

治療

急性

- 停止會加劇病症的活動。
- 冰敷。
- 消炎方法。
- 在某些情況下，需用夾板固定腕部。

急性後

- 運動按摩。
- 主動放鬆技術。
- 在無痛範圍內，逐漸增加腕關節和肘關節的活動度。

- 矯正運動，尤其需改善上半身的肌肉平衡，逐步恢復訓練（最終階段復健）和競賽，以避免再次損傷。
- 肌力訓練可從等長運動開始，接著是向心運動，最後增加離心運動。可能需要加強前臂肌肉。
- 在極端的情況下，可能需要手術，以鬆開橫腕韌帶。

鍛鍊方法

伸展

- 在無痛範圍內，逐漸增加腕關節和肘關節活動度。
- 頸部、肩部、上背部和上軀幹周圍任何緊繃的肌肉。這些肌肉因人而異。

強化力量

- 加強頸部、肩部和上背部周圍任何虛弱的肌肉。這些肌肉因人而異。
- 加強前臂屈肌伸肌、旋後肌和旋前肌之等長、向心和離心運動。

適當處置後的恢復時間
4至6週（沒有手術）
數個月（手術後）

運動
- 屈腕肌（第140頁）
- 伸腕肌（第140頁）
- 俯臥眼鏡蛇（第114頁）

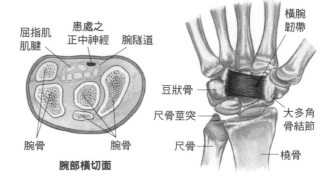

屈指肌肌腱　患處之正中神經　腕隧道　橫腕韌帶

豆狀骨

尺骨莖突　大多角骨結節

尺骨

橈骨

腕骨　腕骨

腕部橫切面

環境傷害

脫水

說明

脫水是指身體的水分流失過多,常發生於水分的攝取少於水分消耗時。在溫暖的氣候下參加長時間激烈比賽的運動員,尤其容易脫水,例如鐵人三項選手、馬拉松選手、超長跑選手、板球選手和自行車選手,特別是如果他們無法停下來攝取液體。

症狀

- 口乾。
- 排汗減少。
- 頭昏眼花。
- 肌肉痙攣。
- 噁心和嘔吐。
- 心悸。

原因

- 排汗過多;在炎熱、潮溼及大太陽的狀況下運動。
- 嘔吐。
- 腹瀉。
- 無法攝取液體。

治療

- 少量但頻繁攝取液體。
- 應攝取液體如礦泉水和／或電解質飲料。
- 每天每公斤體重應該攝取至少 0.033 公升的水分。
- 應避免攝取含咖啡因和含糖過多的液體。
- 在極端的情況下,可能需要靜脈輸液。

> 適當處置後的恢復時間
> 數小時至數天

鍛鍊方法

- 無。

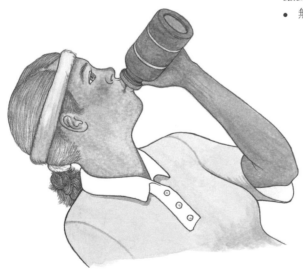

中暑

說明

　　這是可能導致生命危險的病症，體溫異常升高且伴有生理和神經症狀。在極端炎熱、潮溼和／或陽光直射下劇烈運動，通常容易中暑。兒童和老人因為控制體溫的能力較差，最容易受到傷害。在溫暖氣候下參加長時間激烈比賽的運動員也容易受到傷害，例如鐵人三項選手、馬拉松選手、超長跑選手、板球選手、沙灘排球、自行車選手及網球選手。

症狀

- 體溫過高。
- 沒有排汗，伴有熱紅或發紅的乾燥皮膚。
- 脈搏快速。
- 呼吸困難。
- 行為怪異。
- 幻覺。
- 混亂。
- 躁動。
- 定向障礙。
- 癲癇。
- 可能會昏迷。

原因

- 在極端炎熱下運動。
- 在高溼度下運動。
- 在陽光直射下長時間運動。
- 脫水。

治療

- 尋求立即的緊急醫療。
- 將運動員搬移至陰涼處。
- 將冷水塗抹在皮膚上。
- 用涼爽的空氣吹向運動員。
- 將冰塊放在腋窩和腹股溝。

適當處置後的恢復時間
數天

鍛鍊方法

- 無。

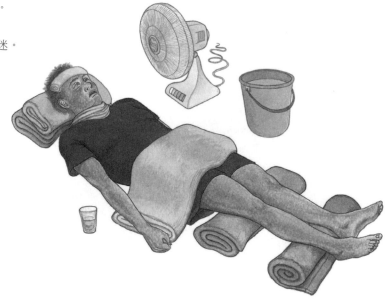

凍傷

說明

當身體的患處結凍時就會造成凍傷。這是因為血流無法流經該部位（因此沒有熱能），且形成了有害的冰晶所致。最常出現的患處是手、腳、鼻子和耳朵。表層凍傷會影響皮膚和皮下組織，而深層凍傷也會影響肌肉、肌腱、神經和骨頭。第一度凍傷會刺激皮膚，第二度凍傷會產生水疱，但不會造成重大的傷害，而第三度凍傷會影響所有皮膚層並造成永久性組織傷害。在寒冷氣候下比賽的運動員特別容易凍傷，包括登山者、越野滑雪選手和冬季兩項選手。兒童和老人也尤其容易受到傷害。

症狀

- 疼痛、灼熱和麻木。
- 失去感覺。
- 根據嚴重程度有所不同，患處可能呈現蒼白、紅色、藍色或黑色。
- 可能會出現透明或瘀青的水疱。
- 患處摸起來可能感覺變硬。

原因

- 暴露於極端寒冷的天氣狀況下。
- 沒有足夠的衣物來應付這種狀況。

治療

- 盡快尋求醫療協助。
- 將人從寒冷的環境中移開。
- 用溼熱（40˚C／104˚F的水）加溫患處 15 到 30 分鐘，或直至該部位解凍為止。如果沒有溫度計，可用沒有受傷的手測試溫度，以免燙傷患處。注意，加溫患處時可能會感覺極度疼痛。
- 可以使用止痛藥。
- 不應使用乾熱加溫，因為會造成受傷組織的燙傷和乾燥。
- 如果有再結凍的風險，不應該加溫患處。
- 如有任何水疱和傷口，皆應保持清潔和乾燥。可以小心使用蘆薈凝膠。
- 在極端情況下，患處需要截肢。

適當處置後的恢復時間
數週至數個月

鍛鍊方法

- 無。

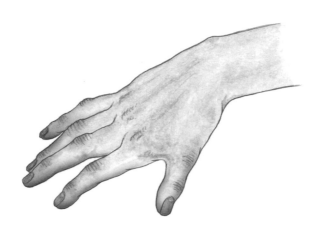

體溫過低

說明

　　體溫過低指的是體溫降低到 35°C 以下。體溫過低有引發器官衰竭的風險，因而有生命危險。此症通常是因暴露在寒冷的狀況下、保暖衣物不足和／或浸泡在水中（包括暴露在雨中）所引起。在寒冷或潮溼氣候下參加比賽的運動員尤其容易體溫過低，例如登山者、越野滑雪選手、帆船選手、滑水選手和衝浪選手。兒童和老人也尤其容易受到傷害。

症狀

- 最初會感覺寒冷，通常伴隨著發抖。
- 最初會感到飢餓和噁心，然後變得沒有感覺。
- 混亂。
- 嗜睡。
- 言語不清。
- 意識喪失。
- 昏迷。

原因

- 暴露於極端寒冷的天氣狀況下。
- 暴露在潮溼的環境中。
- 沒有足夠的衣物來應付這種狀況。

治療

- 盡快尋求醫療協助。
- 將患者從寒冷的環境中，移到溫暖的庇護處。
- 應脫掉溼衣服並換成乾衣服，包括頭部。
- 應監測呼吸，如有需要則進行心肺復甦術。
- 應使用溫暖的毯子和身體之間的接觸以重新加溫身體。

適當處置後的恢復時間
數分鐘至數小時

鍛鍊方法

- 無。

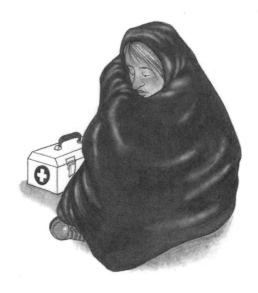

曬傷

說明

　　曬傷是因過度暴露在太陽紫外線輻射下所引起的皮膚發炎病症。在溫暖、大太陽的氣候下（特別是在上午 10 點至下午 3 點之間）參加比賽的運動員尤其容易曬傷，包括板球選手、自行車選手、網球選手、沙灘排球選手和田徑選手。水上和雪地運動也可能因陽光從水面或雪面上反射而受到傷害，例如帆船、獨木舟、划船、滑雪和單板滑雪。高海拔和靠近赤道的地理條件也會增加曬傷風險。皮膚白皙的運動員比皮膚黝黑的運動員更容易受到傷害。

症狀

- 皮膚會紅、痛、熱。
- 觸壓或摩擦皮膚會疼痛。
- 可能會脫水。
- 皮膚可能會腫脹、起水疱和脫皮。
- 可能出現皮膚疹子。

原因

- 長時間暴露在陽光直射下，尤其是夏季的中午。
- 皮膚暴露在陽光下，沒有使用防曬乳和／或衣物保護皮膚。黑色素細胞會製造黑色素，以保護皮膚避免紫外線傷害。如果紫外線超過黑色素所能阻擋的程度，就會導致曬傷。

治療

- 將人從直射的陽光下移到陰影處。
- 如果沒有陰影，則使用衣物遮蓋。
- 如果曬傷不嚴重，可飲用冰涼的水分。
- 冷溼敷患處。
- 浸泡在冷水浴中——用毛巾拍乾（不要摩擦）。
- 在患處塗抹蘆薈凝膠。
- 任何起水疱的部位，皆應使用乾淨的繃帶包紮。
- 如果症狀嚴重，需尋求醫療幫助。

> 適當處置後的恢復時間
> 2至7天

鍛鍊方法

- 無。

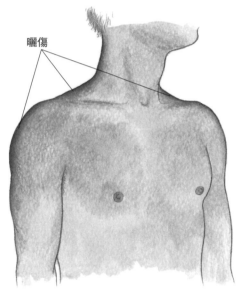

曬傷

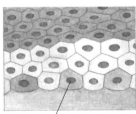

黑色素細胞（製造黑色素）

PART 3　復健
鬆動

麥肯基伏地挺身

基本說明：

- 吸氣，在呼氣時推動手臂，從頭往腳的方向逐一抬起每一個椎骨。
- 保持骨盆前方（前上髂棘）與地面接觸。
- 盡可能地抬高，但不要使骨盆離開地面；吸氣時回復到起始姿勢。
- 保持良好的姿勢，但每次都嘗試抬得更高。

良好姿勢提示：

- 保持骨盆骨與地面接觸。
- 保持頭部與脊柱成一直線（不要彎曲或伸張頭部或頸部）。

注意：如果在做這個鬆動動作時感覺疼痛，請不要繼續進行，應尋求專業意見。

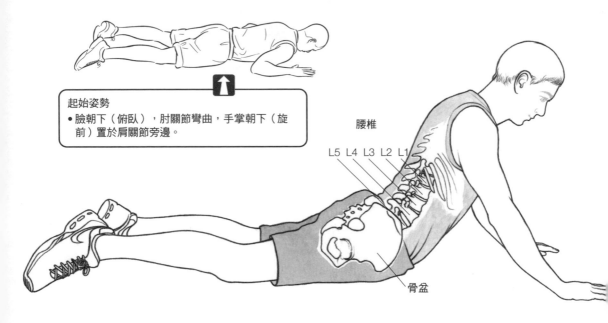

起始姿勢
- 臉朝下（俯臥），肘關節彎曲，手掌朝下（旋前）置於肩關節旁邊。

腰椎

L5 L4 L3 L2 L1

骨盆

動作分析	部位	關節動作	關節
關節1	腰椎	往上：伸張	L1至L5

正中神經鬆動

基本說明：

- 頭部往側向彎曲，直到感覺伸展到神經為止。然後將頭部向中間稍稍回正，讓神經鬆弛一些。
- 保持神經的持續張力，當頭部往側向彎曲時，同時屈曲腕關節。當頭部回復到中間時，同時伸張腕關節。

良好姿勢提示：

- 不要太過躁進。手臂、頸部或肩部不應感覺到任何疼痛或刺痛。

> **起始姿勢**
> ● 站立時，動作的手臂離開身體。
> ● 外轉肩關節，並且完全伸張肘關節和腕關節。

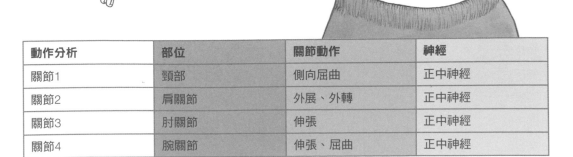

鎖骨

正中神經

動作分析	部位	關節動作	神經
關節1	頸部	側向屈曲	正中神經
關節2	肩關節	外展、外轉	正中神經
關節3	肘關節	伸張	正中神經
關節4	腕關節	伸張、屈曲	正中神經

橈神經鬆動

基本說明：

- 頭部往側向彎曲，直到感覺伸展到神經為止。外展肩關節，將頭部向中間稍稍回正，以使神經鬆弛一些。
- 保持神經的持續張力，當頭部往側向彎曲時，同時伸張腕關節。當頭部回復到中間時，同時屈曲腕關節。

良好姿勢提示：

- 不要太過躁進。手臂、頭部或肩部不應感覺任何疼痛或刺痛。

起始姿勢
- 站立時，動作的手臂離開身體。
- 內轉肩關節，在完全伸張肘關節時，完全屈曲拇指、手指和腕關節。

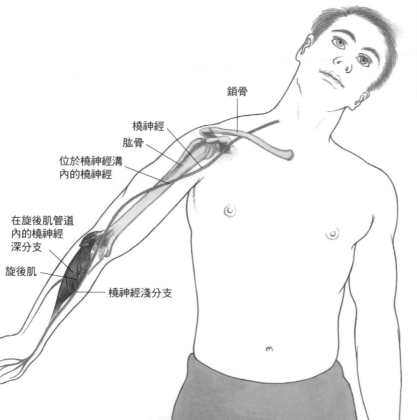

鎖骨

橈神經

肱骨

位於橈神經溝內的橈神經

在旋後肌管道內的橈神經深分支

旋後肌

橈神經淺分支

動作分析	部位	關節動作	神經
關節1	頸部	側向屈曲	橈神經
關節2	肩關節	外展、內轉	橈神經
關節3	肘關節	伸張	橈神經
關節4	腕關節	屈曲、伸張	橈神經

肩關節鬆動

基本說明：

- 在無痛範圍內，使肩關節（抬起手臂）在所有平面活動。
- 將手臂前、後、上、下移動，盡可能在沒有疼痛的狀況下向外側移動。

良好姿勢提示：

- 始終保持良好姿勢。
- 不要太過躁進，以免造成疼痛或肌肉痙攣。

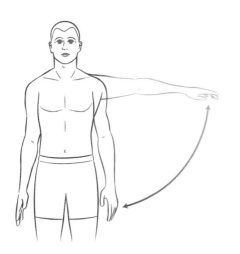

起始姿勢
• 站立時，動作的手臂置於身體旁邊。

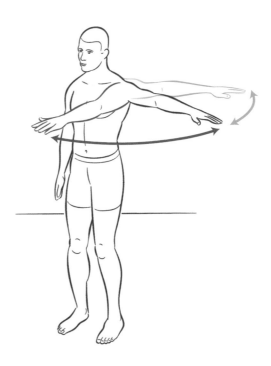

動作分析	部位	關節動作	作用肌肉
關節1	肩關節	屈曲、伸張、外展、內轉、外轉	三角肌、胸大肌、肱二頭肌、喙肱肌、闊背肌、大圓肌、棘下肌、小圓肌、肱三頭肌（長頭纖維）、棘上肌、肩胛下肌
關節2	肩帶（肩胛骨）	外展、內收、向上和向下旋轉	斜方肌、菱形肌、前鋸肌、胸小肌、提肩胛肌

伸展

腹肌

基本說明：

- 為了增加伸展，應伸張膝關節，使頭部朝地面移動，直到感覺伸展到腹肌為止。
- 用鼻子呼吸，每次呼吸時使腹部起伏。每二或三次呼吸後，在呼氣時增加伸展的程度。
- 持續一至二分鐘。

良好姿勢提示：

- 在整個伸展的過程中，確保薦椎與球接觸。

> **起始姿勢**
> - 首先仰臥（臉朝上）在瑞士球上，薦椎、脊柱和頭部都與球接觸，屈曲膝關節。
> - 將手臂上舉過頭。

注意：如果往上看時會感覺頭暈，例如看頭上的櫥櫃或飛機時，不要進行這個伸展。如果在伸展時感覺昏厥或頭暈，要立即停止。可能需要經由受過訓練的專業人員檢查頸部是否有椎動脈阻塞。

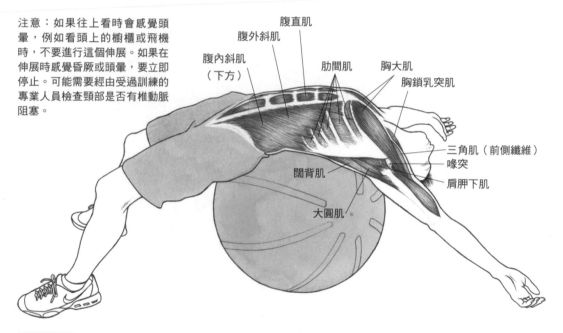

腹直肌
腹外斜肌
腹內斜肌（下方）
肋間肌
胸大肌
胸鎖乳突肌
三角肌（前側纖維）
喙突
肩胛下肌
闊背肌
大圓肌。

動作分析	關節	關節位置	伸展肌肉
關節1	頸椎	伸張	胸鎖乳突肌、斜角肌（前側纖維）、頭長肌、頸長肌
關節2	胸和腰椎	伸張	腹直肌、腹外斜肌、腹內斜肌、內肋間肌、後下鋸肌
關節3	肩關節	屈曲、外展、外轉	胸大肌、三角肌（前側纖維）、肩胛下肌、闊背肌、大圓肌

內收肌

基本說明：
- 增加彎曲非伸展腿，在球上稍微向前移動直到感覺伸展為止。
- 吸氣並將伸展腿的腳向地板收縮五秒鐘。
- 放鬆，在呼氣時，經由彎曲對側的膝關節以加深伸展。維持在新的位置五秒鐘，重複三至五次。

良好姿勢提示：
- 保持非伸展腿的膝關節與第二腳趾對齊。
- 保持軀幹直立。
- 始終保持整個伸展腿與地面接觸。

起始姿勢
- 直立坐在瑞士球上。讓要伸展的腿在外側，保持腳朝前。
- 另一條腿以大約45°角朝前，膝關節與第二腳趾對齊。

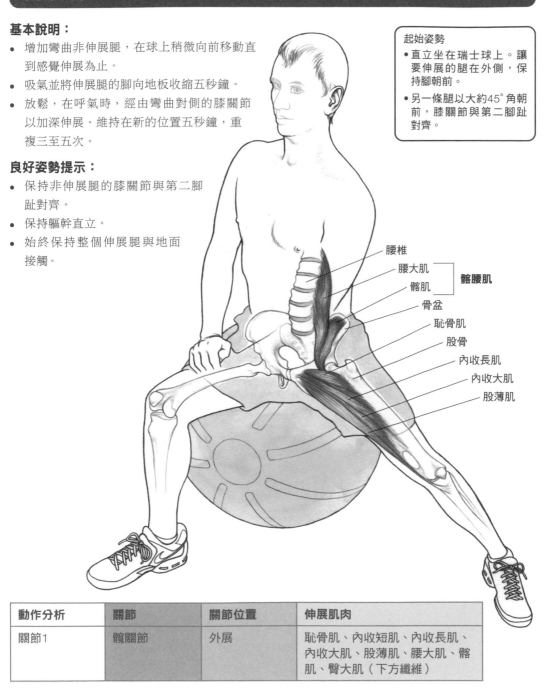

腰椎
腰大肌 ⎫
髂肌 ⎬ **髂腰肌**
骨盆
恥骨肌
股骨
內收長肌
內收大肌
股薄肌

動作分析	關節	關節位置	伸展肌肉
關節1	髖關節	外展	恥骨肌、內收短肌、內收長肌、內收大肌、股薄肌、腰大肌、髂肌、臀大肌（下方纖維）

基本說明：

- 抬起腿，蹠屈並外翻踝關節。
- 維持伸展 30 秒鐘或更長的時間，同時自然地呼吸。
- 重複三至五次，或直到沒有任何改善為止。

良好姿勢提示：

- 保持全身良好姿勢。

起始姿勢
- 首先用雙腳站立。抬起要伸展的腿。

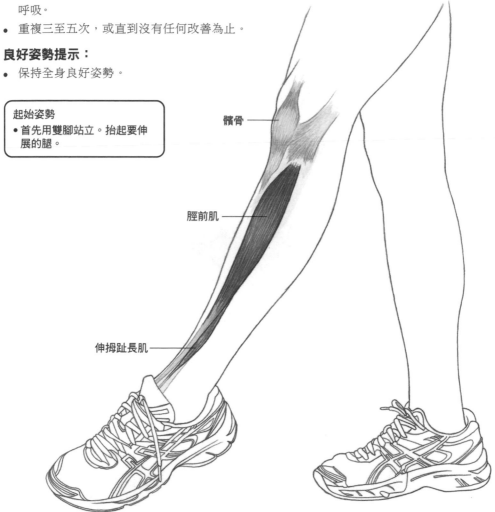

髖骨

脛前肌

伸拇趾長肌

動作分析	關節	關節位置	伸展肌肉
關節1	踝關節	蹠屈、外翻	脛前肌、伸拇趾長肌

小腿肌

基本說明：

- 讓體重斜靠在牆壁上，直到感覺伸展到腿後的小腿肌為止。
- 吸氣，用後腳的前足底推向地面五秒鐘。
- 放鬆，呼氣時，傾向牆壁以增加伸展，直到達到新的「緊繃」位置。維持在新的位置五秒鐘。
- 重複三至五次,或直到沒有任何改善為止。

良好姿勢提示：

- 保持後腳與牆壁垂直，或稍微朝內。
- 保持後膝關節伸直。
- 下巴內收，保持良好的脊柱排列。

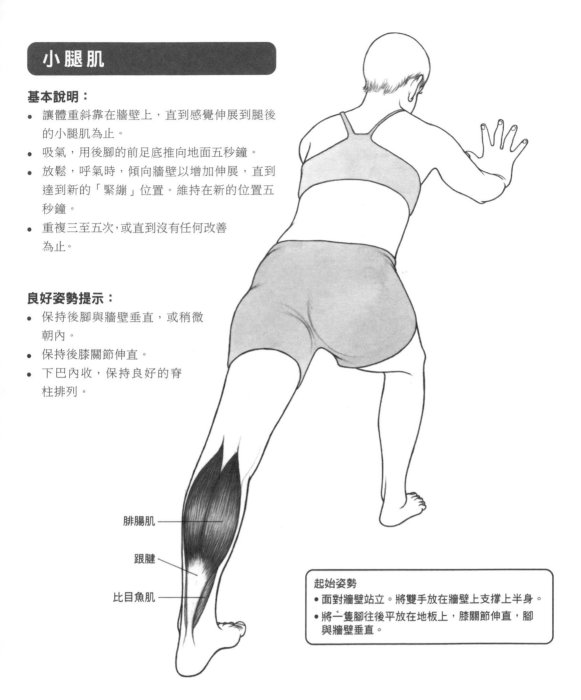

腓腸肌

跟腱

比目魚肌

起始姿勢
- 面對牆壁站立。將雙手放在牆壁上支撐上半身。
- 將一隻腳往後平放在地板上，膝關節伸直，腳與牆壁垂直。

動作分析	關節	關節位置	伸展肌肉
關節1	髖關節	背屈	腓腸肌、比目魚肌、脛後肌及腓骨長、短肌

大腿後肌──坐在瑞士球上

基本說明：

- 保持用手指捏住背後的皮膚，髖關節向前彎曲，直到感覺伸展到大腿後肌為止。
- 吸氣，將腳後跟推向地面，收縮大腿後肌五秒鐘。
- 放鬆，呼氣時，使髖關節向前傾斜以增加伸展，直到新的「緊繃」位置。維持在新的位置五秒鐘。
- 重複三至五次，或直到沒有任何改善為止。

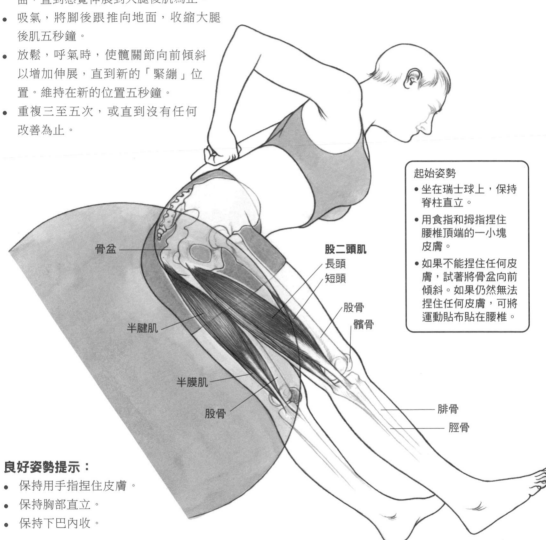

骨盆

股二頭肌
長頭
短頭

半腱肌

股骨
髕骨

半膜肌

股骨

腓骨
脛骨

> **起始姿勢**
> - 坐在瑞士球上，保持脊柱直立。
> - 用食指和拇指捏住腰椎頂端的一小塊皮膚。
> - 如果不能捏住任何皮膚，試著將骨盆向前傾斜。如果仍然無法捏住任何皮膚，可將運動貼布貼在腰椎。

良好姿勢提示：

- 保持用手指捏住皮膚。
- 保持胸部直立。
- 保持下巴內收。

動作分析	關節	關節位置	伸展肌肉
關節1	髖關節	屈曲	股二頭肌、半腱肌、半膜肌

頸部伸肌

基本說明：

- 將下巴往頸部內收，可以用一隻手把下巴往內推並維持該姿勢。
- 感覺伸展到顱骨（枕骨）後下方的後頸部上伸肌時，將另一隻手放在頭後方。
- 吸氣，然後閉住呼吸，以最大力氣之10%左右，將頭部往後推向手。用手阻止頭部的動作，以避免頭部向後移動。

> **起始姿勢**
> - 首先以良好姿勢坐著或站立。
> - 一隻手放在下巴／下頜上。

顱底
下項線
頭後小直肌
頭後大直肌
頭上斜肌

C1橫突
C2棘突
頸椎

- 收縮肌肉五秒鐘，接著放鬆並呼氣。呼氣時，下巴往內移動以增加伸展，直到新的「緊繃」位置。
- 重複這個過程三至五次。

良好姿勢提示：

- 保持軀幹直立。
- 保持下巴內收。
- 收縮肌肉時，保持頭部不動。

動作分析	關節	關節位置	伸展肌肉
關節1	枕部／寰椎（C1至C3）	屈曲	頭後大和小直肌、頭上斜肌、頭半棘肌

胸小肌

基本說明：
- 讓體重往下，朝向地板，保持肩關節與地面平行。
- 感覺伸展到胳肢窩（腋窩）下方時，吸氣，然後閉住呼吸，用約略最大力氣之 10% 將肘部和前臂推向球。
- 收縮肌肉五秒鐘，接著放鬆並呼氣。呼氣時，將軀幹朝向地面移動，直到感覺新的「緊繃」位置。
- 重複這個過程三至五次。

良好姿勢提示：
- 確保肩部在整個伸展過程中，能夠一直被球支撐著。
- 增加伸展時，讓肩胛骨（肩膀）向脊柱移動。

起始姿勢
- 首先四足立。將一側肘部放在瑞士球的頂端上。
- 用球支撐肩部。

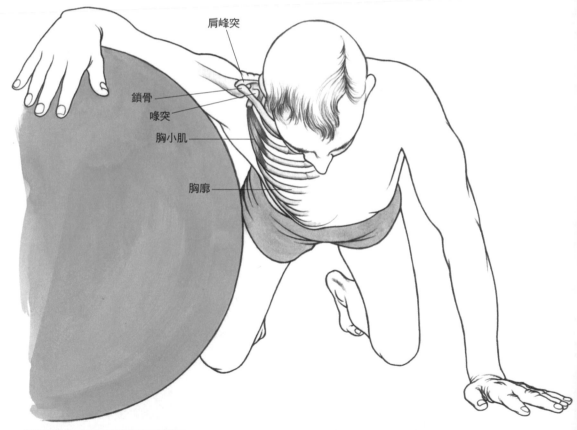

肩峰突

鎖骨

喙突

胸小肌

胸廓

動作分析	關節	關節位置	伸展肌肉
關節1	肩胛胸廓關節	後縮	胸小肌

　復健

股四頭肌

基本說明：

- 向後旋轉骨盆（將骨盆往下夾緊）以感覺伸展。

- 吸氣，將小腿推向球五秒鐘。

- 放鬆，接著在呼氣時，將骨盆向下夾緊以增加伸展，直到新的「緊繃」位置。維持在新的位置五秒鐘。

- 重複三至五次，或直到沒有任何改善為止。

良好姿勢提示：

- 下巴內收，保持良好的脊柱排列。

- 如果感覺伸展太過劇烈，可將膝部從球上移開，直到感覺舒服為止。

起始姿勢
- 一條腿在前面，腳平放在地板上；另一條腿在身後跪著。後面的小腿靠在瑞士球上，將運動墊或是毛巾放在地板上墊著膝部。
- 保持軀幹直立。
- 如果平衡是個挑戰，手可以往後伸支撐著球。

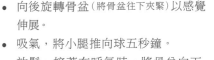

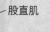

骨盆

股骨

股直肌

股外側肌

股內側肌

動作分析	關節	關節位置	伸展肌肉
關節1	膝關節	屈曲	股內側肌、股中間肌、股外側肌、股直肌
關節2	髖關節	伸張	股直肌

闊筋膜張肌

基本說明：

- 將骨盆推向牆壁，同時將外側的骨盆往下推。
- 慢慢深呼吸，放鬆地伸展。保持伸展 30 至 60 秒，每二或三次呼氣後鬆開伸展。

良好姿勢提示：

- 確保靠近和遠離牆壁的骨盆對齊。
- 雙腳平放在地板上與牆壁平行。

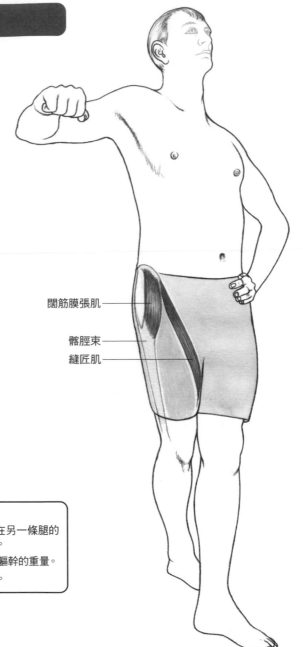

闊筋膜張肌

髂脛束

縫匠肌

起始姿勢
- 站立在牆邊。將要伸展的腿交叉放在另一條腿的後面，使其處於內收和伸張的狀態。
- 將靠牆側的前臂放在牆壁上，以承受軀幹的重量。
- 將遠離牆壁的手放在同側的骨盆上。

動作分析	關節	關節位置	伸展肌肉
關節1	髖關節	內收、伸張	闊筋膜張肌、縫匠肌

姿勢運動

髖關節和背部伸張

基本說明：

- 吸氣，朝脊柱縮入肚臍。慢慢將胸部、手臂、頭部和腿從地板上盡可能地抬高。
- 在頂端位置暫停，最多達三秒鐘。
- 呼氣時，將手臂和腿慢慢放回地面。
- 重複這個過程三至五次。

良好姿勢提示：

- 保持頭部與脊柱呈一直線（不要伸張頭部）。
- 保持手臂呈 45°向外，拇指朝上。

> 起始姿勢
> - 臉朝下趴著，手臂呈45°前舉過頭。
> - 伸長雙腿，用腳尖輕輕推向地板，以抬起膝部。
> - 拇指朝上，雙手的外緣放鬆。

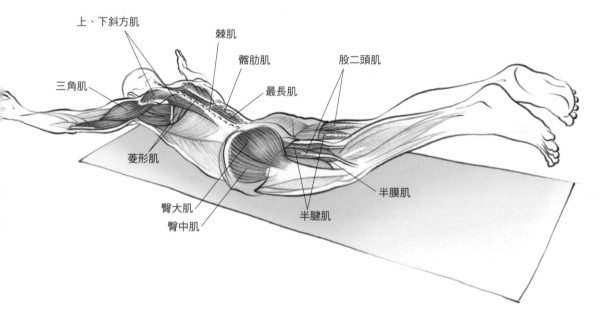

動作分析	關節	關節動作	穩定肌肉
關節1	腰椎	伸張	最長肌、髂肋肌、棘肌、腰方肌、多裂肌
關節2	髖關節	伸張	臀大肌、臀中肌（後側纖維）、股二頭肌、半腱肌、半膜肌、內收大肌（後側纖維）

俯臥眼鏡蛇

基本說明：

- 吸氣，朝脊柱縮入肚臍。伸張上背部，同時從地板上慢慢抬起胸部、肩部、手和頭部。
- 外轉肩關節，使拇指朝向天花板。
- 保持後頸部伸長，凝視地板。
- 每組姿勢維持三分鐘，依需要在組中休息。

良好姿勢提示：

- 保持頭部與脊柱呈一直線（不要伸張頭部）。
- 將肩胛骨夾緊靠近，保持肩關節下壓（遠離耳朵）。

起始姿勢
- 臉朝下趴著，手臂置於兩側，手掌朝下。
- 將額頭靠在地板上。

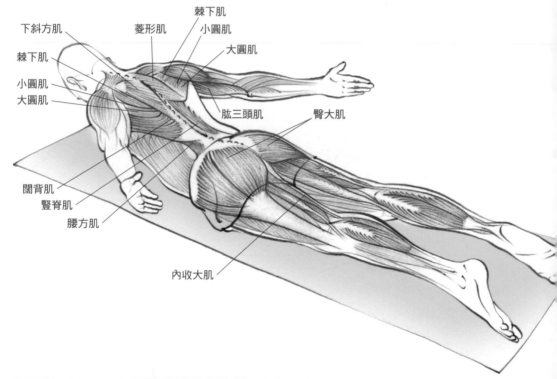

動作分析	關節	關節動作	穩定肌肉
關節1	胸椎	伸張	最長肌、髂肋肌、棘肌、頭半棘肌、頸夾肌、多裂肌
關節2	肩胛骨	內收、下壓	菱形肌、斜方肌（中間、下方纖維）、胸小肌
關節3	肩關節	外轉	三角肌（後側纖維）、小圓肌、棘下肌

穩定運動

四足立腹部吸入

基本說明：

- 吸氣，讓腹部朝地面凸出。
- 呼氣時，朝脊柱輕輕縮入肚臍，或者想像在上廁所時要中斷一下（這會活化骨盆底肌），脊柱不要有任何動作。
- 維持收縮十秒鐘。
- 再次吸氣，重複上述動作十次。

良好姿勢提示：

- 保持脊柱在中立位置。
- 確保在吸氣時，腹部朝地面凸出。

起始姿勢
- 四足立姿勢（馬匹站姿）。
- 手應該置於肩關節的正下方，膝關節在髖關節的正下方。
- 可以在脊柱上放置棍棒或橫桿，以幫助建立「中立脊柱」。棍棒和腰椎之間的間隙應該和手的厚度一樣。

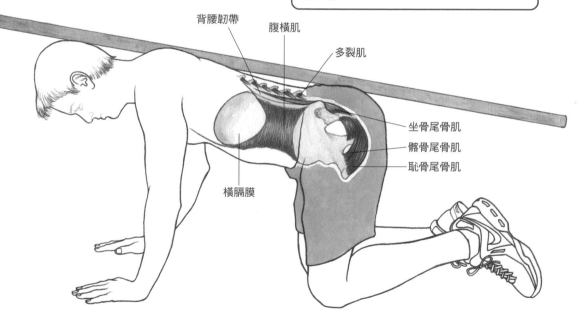

背腰韌帶　腹橫肌　多裂肌　坐骨尾骨肌　髂骨尾骨肌　恥骨尾骨肌　橫膈膜

動作分析	關節	關節動作	穩定肌肉
關節1	胸廓	穩定	橫膈膜、腹橫肌
關節2	腰椎	穩定	腹橫肌、多裂肌
關節3	骨盆	穩定	腹橫肌、恥骨直腸肌、恥骨尾骨肌、髂骨尾骨肌、坐骨尾骨肌

纜繩旋轉袖訓練

基本說明（內轉肌群）：

- 首先站在纜繩機旁，用較靠近的手抓住纜繩握把，肘部夾緊置於側邊。
- 吸氣，朝脊柱輕輕縮入肚臍。
- 呼氣時，盡可能慢慢地將纜繩拉起橫過身體。
- 由完成姿勢回復到起始姿勢時，保持朝脊柱的方向縮入肚臍。回復到起始姿勢時吸氣。

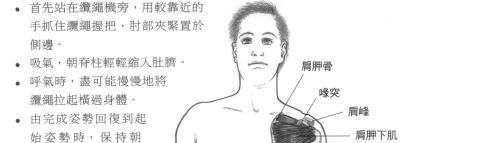

肩胛骨

喙突

肩峰

肩胛下肌

肱骨

完成姿勢（內轉肌群）
- 呼氣時，盡可能慢慢地將纜繩拉起橫過身體。

良好姿勢提示：

- 保持軀幹直立，直視前方。
- 保持動作的肘關節夾緊在側邊，彎曲呈 90°。

動作分析	關節	關節動作	作用肌肉
關節1	肩關節	內轉	三角肌（前側纖維）、肩胛下肌、胸大肌、闊背肌、大圓肌
關節2	肩帶（肩胛骨）	內收	胸小肌、前鋸肌

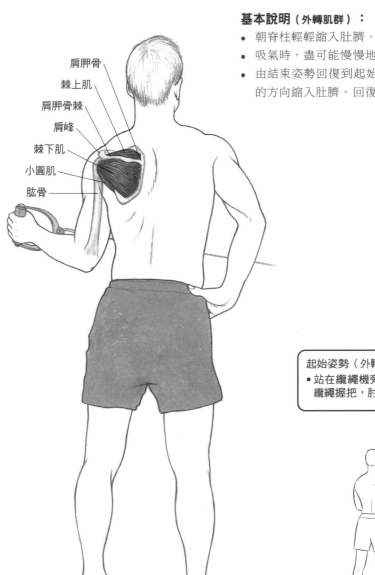

肩胛骨
棘上肌
肩胛骨棘
肩峰
棘下肌
小圓肌
肱骨

基本說明（外轉肌群）：

- 朝脊柱輕輕縮入肚臍。
- 吸氣時，盡可能慢慢地將纜繩拉離身體。
- 由結束姿勢回復到起始姿勢時，保持朝脊柱的方向縮入肚臍。回復到起始姿勢時呼氣。

起始姿勢（外轉肌群）
- 站在纜繩機旁，用較遠離的手抓住纜繩握把，肘部夾緊置於側邊。

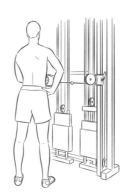

動作分析	關節	關節動作	作用肌肉
關節1	肩關節	外轉	三角肌（後側纖維）、棘下肌、小圓肌
關節2	肩帶（肩胛骨）	外展	菱形肌、斜方肌（中間纖維）

交叉彈力帶行走

基本說明：

- 握住交叉的彈力帶，開始慢慢向前走。
- 每一個跨步都應強調髖關節外展，即呈 45°
  之寬跨步。

良好姿勢提示：

- 保持軀幹直立，避免軀幹左右晃動，持續直
  視前方。
- 保持手掌朝向前方。

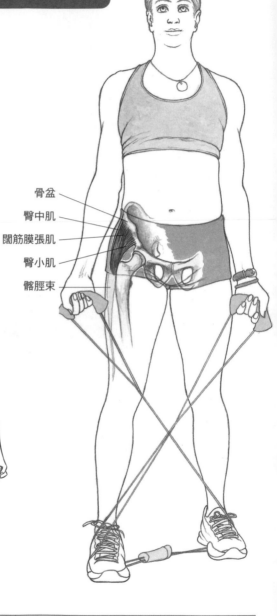

骨盆
臀中肌
闊筋膜張肌
臀小肌
髂脛束

起始姿勢
- 將運動彈力帶放在雙腳下。
- 用手握住彈力帶的兩端。
- 將雙手的兩端互換，使彈力
  帶交叉。
- 以良好姿勢站立，手掌朝向
  前方。

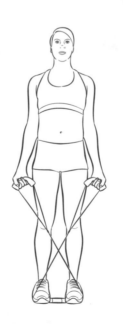

動作分析	關節	關節動作	作用肌肉
關節1	髖關節	屈曲、外展	臀中肌（前側和中間纖維）、臀小肌、臀大肌、闊筋膜張肌、髂腰肌、股直肌、股內側肌、股中間肌、股外側肌

深頸部屈肌

基本說明:

- 將舌頭頂在前排牙齒後方的上顎。
- 下巴內收,直到袖帶上的刻度錶增加 10 mmHg。
- 維持十秒鐘或更久,最多可達三分鐘,取決 於運動對於頸部穩定性的要求。在張力下, 完成總時間 120 至 180 秒的組數。
- 頸椎間盤突出是禁忌。

良好姿勢提示:

- 下巴內收,讓軸線經過耳朵中間(耳道)。不 要向前點頭。
- 保持頭部直立。可能需要有人幫忙看著做, 才能得到回饋。

起始姿勢
- 仰臥,雙腿彎曲呈90°,將血壓袖帶或生物回饋 裝置放在頸部下方。
- 將袖帶打氣至30mmHg。

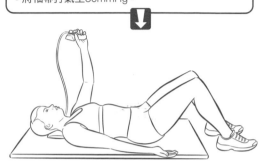

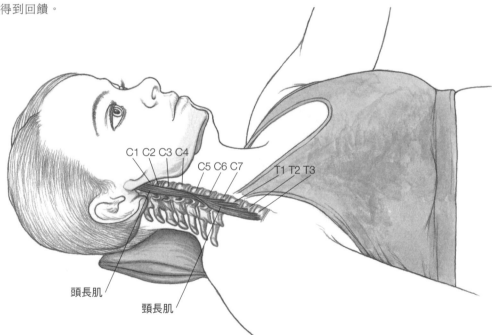

C1 C2 C3 C4
C5 C6 C7
T1 T2 T3

頭長肌

頸長肌

動作分析	關節	關節動作	作用肌肉
關節1	寰枕關節	頭部屈曲	頭長肌
關節2	頸椎	屈曲	頭長肌、頸長肌

瑞士球頸部運動

基本說明：

- 將舌頭頂在前排牙齒後方的上顎。
- 用可以輕鬆維持至少 30 秒的強度，朝球的方向，輕柔地側彎頭和頸部。
- 以相同方式，輕柔地旋轉頭部和頸部並且維持住。
- 朝球的方向（從門框推離），輕柔地伸張頭部和頸部並且維持住。
- 朝球的方向（將支柱／門框往自己拉），輕柔地屈曲頭部和頸部並且維持住。
- 每組訓練將以上每個動作重複二至六次。

良好姿勢提示：

- 保持整個身體良好的姿勢排列。
- 使用輕柔的強度。
- 用眼睛幫助肌肉動作，即屈曲時眼睛向下，側屈和旋轉時眼睛向側面，伸張時眼睛向上。

起始姿勢
- 站直，將瑞士球放在頭部的側面（側屈或旋轉）、頭部背面（伸張）或前額（屈曲）。
- 應將瑞士球支撐在牆壁、固定支柱或門框上。手可以扶住門框或支柱來支撐。

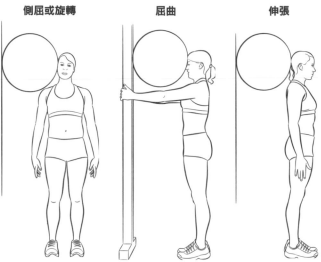

側屈或旋轉　　　**屈曲**　　　**伸張**

動作分析	關節	關節動作	作用肌肉
關節1	頸椎	側屈	頭夾肌、頸夾肌、頭長肌、頸長肌
		旋轉	同側：頭後大直肌、頭下斜肌、頭長肌、頸長肌、提肩胛肌、頭夾肌、頸夾肌 對側：斜方肌（上方纖維）、胸鎖乳突肌、斜角肌
		伸張	頭夾肌、頸夾肌、頭後大和小直肌、頭上斜肌
		屈曲	頭長肌、頸長肌、斜角肌（前側纖維）

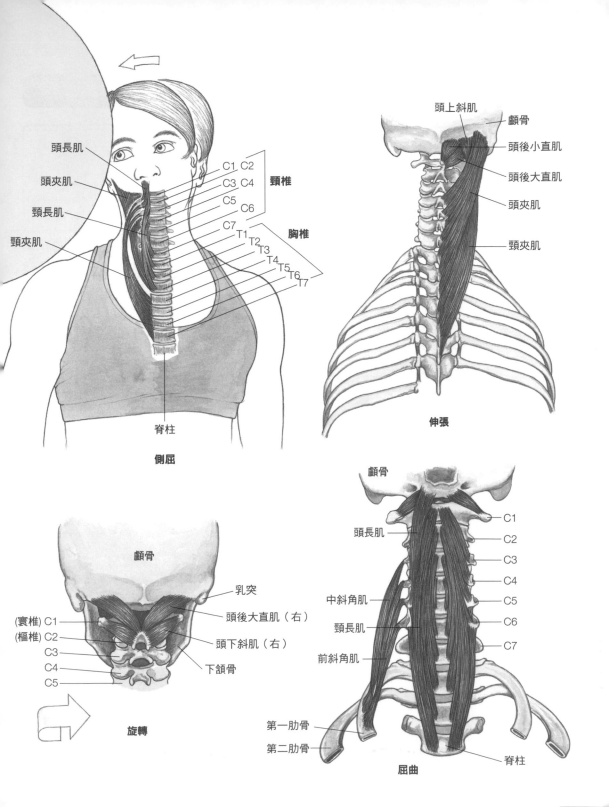

頭長肌

頭夾肌

頸長肌

頸夾肌

C1 C2
C3 C4
C5
C6
C7
T1
T2
T3
T4
T5
T6
T7

頸椎

胸椎

脊柱

側屈

頭上斜肌

顱骨

頭後小直肌

頭後大直肌

頭夾肌

頸夾肌

伸張

顱骨

乳突

頭後大直肌（右）

頭下斜肌（右）

下頜骨

(寰椎) C1
(樞椎) C2
C3
C4
C5

旋轉

顱骨

頭長肌

中斜角肌

頸長肌

前斜角肌

C1
C2
C3
C4
C5
C6
C7

第一肋骨

第二肋骨

脊柱

屈曲

穩定運動

馬匹直立站姿

基本說明：

- 吸氣，腹部朝地面凸出。
- 呼氣時，朝脊柱輕輕縮入肚臍，或者想像在上廁所時要中斷一下（這會活化骨盆底肌）。脊柱不要有任何動作。
- 同時，抬起一隻手和對側的膝部，離開地面一毫米。保持脊柱中立，盡量避免脊柱扭轉，以及軀幹或髖部的左右晃動。
- 維持收縮五至十秒鐘。接著換另一側，也持續五至十秒鐘。

- 持續縮入肚臍的同時，自然地呼吸，每一側重複十次。

良好姿勢提示：

- 保持脊柱在中立位置。
- 在整個過程中，保持肚臍縮入。

> 起始姿勢
> - 四足立姿勢（馬匹站姿）。
> - 手應置於肩關節的正下方，膝關節在髖關節的正下方。
> - 可在脊柱上面放置棍棒或橫桿，以幫助建立「中立脊柱」。棍棒和腰椎之間的間隙，應和手的厚度一樣。

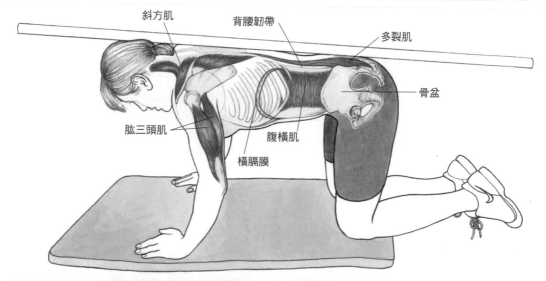

斜方肌　背腰韌帶　多裂肌　骨盆　腹橫肌　橫膈膜　肱三頭肌

動作分析	關節	關節動作	作用肌肉
關節1	胸廓	穩定	橫膈膜、腹橫肌
關節2	腰椎	穩定	腹橫肌、多裂肌
		旋轉	腹外和內斜肌、迴旋肌
關節3	骨盆	穩定	腹橫肌、恥骨直腸肌、恥骨尾骨肌、髂骨尾骨肌、坐骨尾骨肌
關節4	肩胛骨	內收	斜方肌（中間纖維）、大和小菱形肌（抬起側）
關節5	肘關節	穩定	肱三頭肌（著地側）

下腹肌群

基本說明：

- 吸氣到腹部，然後呼氣。呼氣時，朝脊柱輕輕縮入肚臍。
- 保持肚臍縮入，將背部變平壓向袖帶，直到壓力增加 30mmHg。
- 維持袖帶的壓力，抬起一條腿（從彎曲膝關節開始），直到膝部朝向天花板為止。接著換另一條腿。
- 可以伸直雙腿作為進階運動。首先抬起雙腿，一次放低一條腿來進行運動。可以同時抬起雙腿。
- 目的是盡快加強下腹肌群。地板運動只應持續到肌肉足夠強壯，可以用良好姿勢進行站立運動為止。

良好姿勢提示：

- 將刻度錶上的壓力保持在正確的數值。若刻度錶上有所變動，表示姿勢不良。
- 最好在開始這項運動之前，以及第四週時檢查脊柱彎曲的角度，以確保這項運動未使腰椎變平。

> **起始姿勢**
> - 仰臥，雙腿彎曲呈90°，將血壓袖帶或生物回饋裝置放在下背部的凹陷處。
> - 將袖帶打氣至40 mmHg。

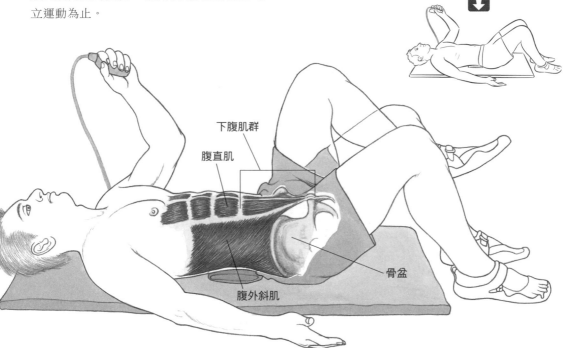

下腹肌群
腹直肌
骨盆
腹外斜肌

動作分析	關節	關節動作	作用肌肉
關節1	髖關節	髖關節屈曲	髂腰肌、股直肌、闊筋膜張肌、內收肌群
關節2	腰椎骨盆	屈曲	腹外斜肌、腹直肌、腹橫肌、臀大肌、大腿後肌群

平衡板上站立／深蹲

基本說明：

- 吸氣，朝脊柱輕輕縮入肚臍。
- 首先，只需保持良好平衡的站立即可。
- 有足夠的信心時，下降到深蹲姿勢，就像坐到椅子上，盡量蹲低但不要使腰椎變圓（屈曲）。
- 在深蹲的底部，慢慢用後腳跟發力推向平衡板，讓自己站起來。
- 在最具挑戰的上升過程中呼氣。

良好姿勢提示：

- 保持軀幹直立，直視前方。
- 保持膝關節與每隻腳的第二腳趾對齊。

> **起始姿勢**
> - 站立在平衡板上，軀幹直立並且直視前方。
> - 雙腳分開與肩同寬，最多可朝外達30°。

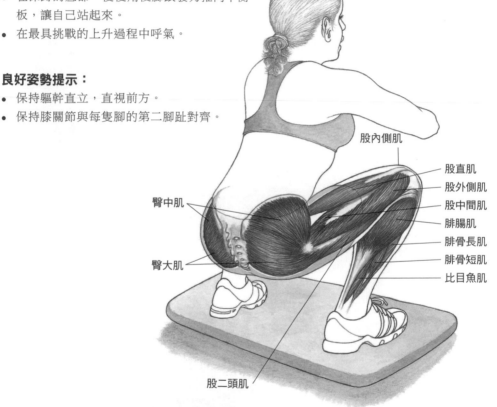

股內側肌
股直肌
股外側肌
股中間肌
腓腸肌
腓骨長肌
腓骨短肌
比目魚肌
臀中肌
臀大肌
股二頭肌

動作分析	關節	關節動作	作用肌肉
關節1	髖關節	往下：屈曲 往上：伸張	臀大肌、臀中肌（後側纖維）、股二頭肌、半腱肌、半膜肌、內收大肌（後側纖維）
關節2	膝關節	往下：屈曲 往上：伸張	股直肌、股內側肌、股中間肌、股外側肌
關節3	踝關節	往下：背屈 往上：蹠屈	腓腸肌、比目魚肌、脛後肌、腓骨長和短肌

仰臥側向滾球

基本說明：

- 吸氣，朝脊柱輕輕縮入肚臍。
- 在球上朝側面晃動，直到剛好可以保持良好姿勢和平衡的程度。維持一至三秒鐘。接著換另一側並重複動作。

良好姿勢提示：

- 保持頭部和軀幹筆直（沒有側彎），肩關節和髖關節與地面平行，脊柱呈中立排列。
- 小腿垂直於地板，保持髖關節和肩關節在相同的高度，但應避免下背部拱起。
- 不要讓膝關節移動到踝關節前面。

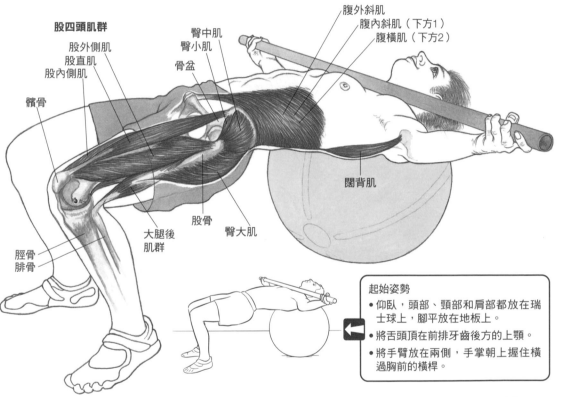

股四頭肌群
股外側肌
股直肌
股內側肌
髕骨
臀中肌
臀小肌
骨盆
腹外斜肌
腹內斜肌（下方1）
腹橫肌（下方2）
闊背肌
脛骨
腓骨
大腿後肌群
股骨
臀大肌

起始姿勢
- 仰臥，頭部、頸部和肩部都放在瑞士球上，腳平放在地板上。
- 將舌頭頂在前排牙齒後方的上顎。
- 將手臂放在兩側，手掌朝上握住橫過胸前的橫桿。

動作分析	關節	關節動作	動作和主要穩定肌肉
關節1	脊柱	穩定	腹橫肌、多裂肌、迴旋肌、腹內斜肌、腹外斜肌、頭長肌、頸長肌、斜角肌、頭夾肌、頸夾肌、頭後大直肌、頭下斜肌
關節2	髖關節	穩定	臀大肌、臀中肌、臀小肌、闊筋膜張肌、股薄肌、恥骨肌、內收長肌、內收短肌、內收大肌
關節3	膝關節	穩定	股直肌、股內側肌、股中間肌、股外側肌、股二頭肌、半腱肌、半膜肌、腓腸肌、股薄肌、縫匠肌、膕肌、蹠肌

觸趾練習

基本說明：

- 吸氣，朝脊柱輕輕縮入肚臍。
- 保持站立腳完全放在地面上，彎曲同側的膝關節；另一隻腳盡量向前伸。
- 不要施加任何體重在移動腳，在可以碰到的最遠處，用移動腳敲地板。
- 在向前 45°、側面、向後 45° 以及直接向後四個方向重複動作。
- 在另一側重複上述動作。

起始姿勢
- 站立時將橫桿橫過上背部，然後抬起一條腿。

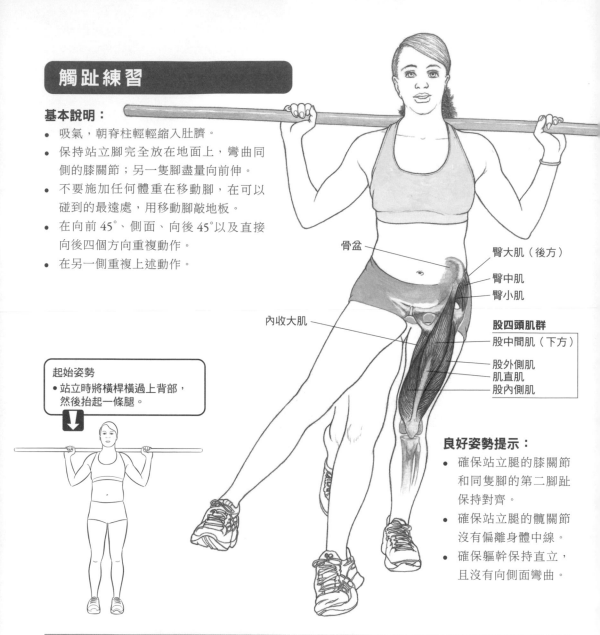

骨盆

臀大肌（後方）
臀中肌
臀小肌

內收大肌

股四頭肌群
股中間肌（下方）
股外側肌
肌直肌
股內側肌

良好姿勢提示：

- 確保站立腿的膝關節和同隻腳的第二腳趾保持對齊。
- 確保站立腿的髖關節沒有偏離身體中線。
- 確保軀幹保持直立，且沒有向側面彎曲。

動作分析	關節	關節動作	作用肌肉
關節1	髖關節	往上：伸張 往下：屈曲	臀大肌、臀中肌（後側纖維）、股二頭肌、半腱肌、半膜肌、內收大肌（後側纖維）
關節2	膝關節	往上：伸張 往下：屈曲	股直肌、股內側肌、股中間肌、股外側肌
關節3	踝關節	往上：蹠屈 往下：背屈	腓腸肌、比目魚肌、脛後肌、腓骨長和短肌

肌力運動

硬舉

基本說明：
- 吸氣，朝脊柱輕輕縮入肚臍。
- 用雙腳發力推向地板開始上升，在通過上舉最具挑戰的部分時，嘟起嘴唇呼氣。保持軀幹在相同的角度，直到槓鈴通過膝關節。
- 上舉時，保持槓鈴盡量靠近身體。
- 重量超過膝關節時，發力讓髖關節向前直到站直。始終保持手臂伸直。
- 在運動的頂端，保持肚臍縮入並吸氣。接著下降重量，彎曲髖關節，保持與身體靠近，直到重量到達膝關節。彎曲膝關節直到重量到達地板。
- 上升和下降的過程中，在最具挑戰的部分時呼氣。

起始姿勢
- 槓鈴放在前方，用向前彎曲的姿勢，雙腳分開與肩膀同寬。
- 握住槓鈴，保持良好的脊柱排列。

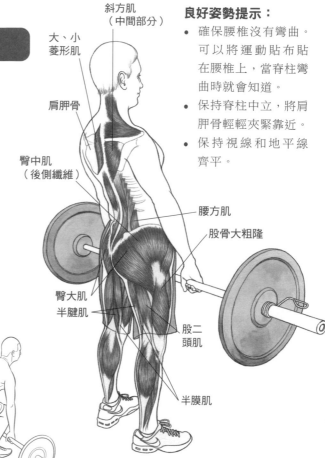

斜方肌（中間部分）
大、小菱形肌
肩胛骨
臀中肌（後側纖維）
腰方肌
股骨大粗隆
臀大肌
半腱肌
股二頭肌
半膜肌

良好姿勢提示：
- 確保腰椎沒有彎曲。可以將運動貼布貼在腰椎上，當脊柱彎曲時就會知道。
- 保持脊柱中立，將肩胛骨輕輕夾緊靠近。
- 保持視線和地平線齊平。

動作分析	關節	關節動作	作用肌肉
關節1	髖關節	往上：伸張 往下：屈曲	臀大肌、臀中肌（後側纖維）、股二頭肌、半腱肌、半膜肌、內收大肌（後側纖維）
關節2	膝關節	往上：伸張 往下：屈曲	股直肌、股內側肌、股中間肌、股外側肌
關節3	踝關節	往上：蹠屈 往下：背屈	腓腸肌、比目魚肌、脛後肌、腓骨長和短肌
關節4	腰椎	穩定：伸張	多裂肌、棘肌、最長肌、髂肋肌、腰方肌、棘間肌
關節5	肩胛骨	內收	斜方肌（中間纖維）、大和小菱形肌
關節6	腕關節	抓握：屈曲	橈側屈腕肌、尺側屈腕肌、掌長肌、屈指淺肌

跨步蹲（分腿蹲）

基本說明：

- 吸氣，朝脊柱輕輕縮入肚臍。
- 向前邁出一大步，在控制下將身體下降至地面。
- 膝關節彎曲，在完成動作時，後膝部離地面約 1 英寸（2.54 公分）。
- 將大部分體重放在前腿上。
- 在跨步蹲的底部，用前腳跟發力推向地板，筆直向上回復到起始位置。在上升過程最困難的部分時，噘起嘴唇呼氣。

良好姿勢提示：

- 保持軀幹直立，將肩胛骨輕輕夾緊靠近，保持頭部和地平線齊平。
- 下降和上升時，保持前膝關節與第二腳趾對齊。避免腳、踝關節或膝關節向中線移動。
- 保持體重在前腳的中到後部。

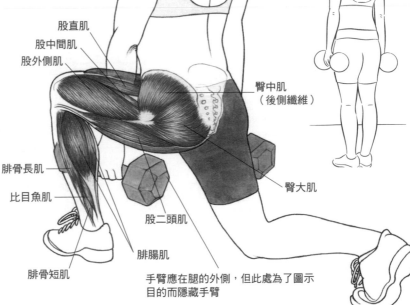

起始姿勢
- 首先雙手各拿一個啞鈴，軀幹直立，雙腳分開與肩同寬。
- 用一條腿向前邁出一大步。

股直肌
股中間肌
股外側肌
臀中肌（後側纖維）
腓骨長肌
比目魚肌
股二頭肌
臀大肌
腓腸肌
腓骨短肌
手臂應在腿的外側，但此處為了圖示目的而隱藏手臂

動作分析	關節	關節動作	作用肌肉
關節1	髖關節	往下：屈曲 往上：伸張	前腿：臀大肌、臀中肌（後側纖維）、股二頭肌、半腱肌、半膜肌、內收大肌（後側纖維）
關節2	膝關節	往下：屈曲 往上：伸張	前腿：股直肌、股內側肌、股中間肌、股外側肌
關節3	踝關節	往下：背屈 往上：蹠屈	前腿：腓腸肌、比目魚肌、脛後肌、腓骨長和短肌

藥球肩關節外轉肌群

基本說明：

- 旋轉肩膀並且輕甩手腕，將藥球向後丟到反彈板的中間。
- 隨著復健進步和組織強化，可以接住回彈的藥球再立即丟出。

良好姿勢提示：

- 保持軀幹直立。
- 保持肘關節屈曲和肩關節外展 90°。

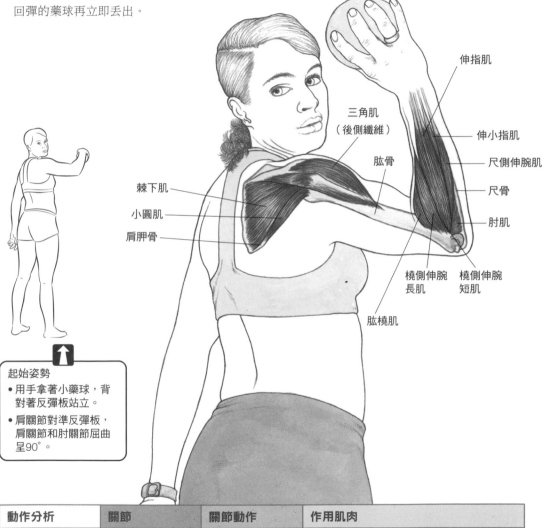

伸指肌
三角肌（後側纖維）
伸小指肌
肱骨
尺側伸腕肌
尺骨
棘下肌
肘肌
小圓肌
肩胛骨
橈側伸腕長肌
橈側伸腕短肌
肱橈肌

起始姿勢
- 用手拿著小藥球，背對著反彈板站立。
- 肩關節對準反彈板，肩關節和肘關節屈曲呈90°。

動作分析	關節	關節動作	作用肌肉
關節1	肩關節	外轉	三角肌（後側纖維）、棘下肌、小圓肌
關節2	肩帶（肩胛骨）	內收	菱形肌、斜方肌（中間纖維）
關節3	腕關節	伸張	橈側伸腕長和短肌、尺側伸腕肌

藥球肩關節內轉肌群

基本說明：

- 旋轉肩膀並且輕甩手腕，將藥球丟到反彈板的中間。

- 隨著復健進步和組織強化，可以接住回彈的藥球再立即丟出。

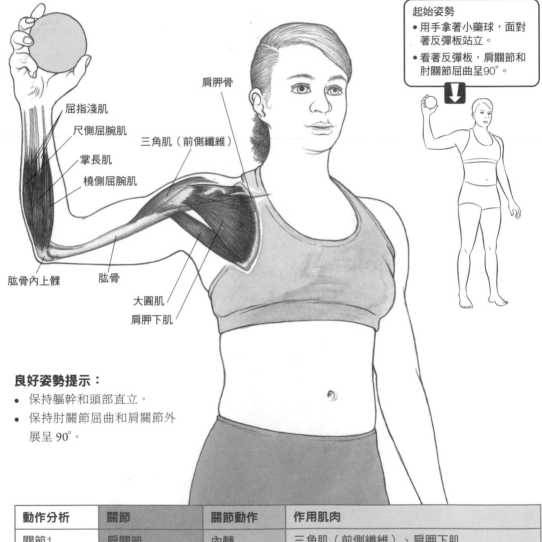

起始姿勢
- 用手拿著小藥球，面對著反彈板站立。
- 看著反彈板，肩關節和肘關節屈曲呈90°。

屈指淺肌

尺側屈腕肌

掌長肌

橈側屈腕肌

肩胛骨

三角肌（前側纖維）

肱骨內上髁

肱骨

大圓肌

肩胛下肌

良好姿勢提示：

- 保持軀幹和頭部直立。
- 保持肘關節屈曲和肩關節外展呈90°。

動作分析	關節	關節動作	作用肌肉
關節1	肩關節	內轉	三角肌（前側纖維）、肩胛下肌
關節2	肩帶（肩胛骨）	外展	胸小肌、提肩胛肌
關節3	腕關節	屈曲	橈側屈腕肌、尺側屈腕肌、掌長肌、屈指淺肌

羅馬尼亞硬舉（直腿硬舉）

基本說明：

- 吸氣，朝脊柱輕輕縮入肚臍。
- 膝蓋略微彎曲，保持「脊柱中立」。由髖關節向前屈曲，直到感覺伸展到大腿後肌為止。
- 在此動作的底部，伸張髖關節，雙腳發力推向地板，以回復起始位置。
- 上升過程中，於最具挑戰的部分時呼氣。

良好姿勢提示：

- 確保腰椎沒有彎曲。可以將運動貼布貼在腰椎上，貼布會拉扯皮膚，所以當脊柱彎曲時就會知道。
- 保持脊柱中立，肩胛骨輕輕夾緊靠近。
- 保持膝關節略微彎曲，在重量下降時不要伸直。

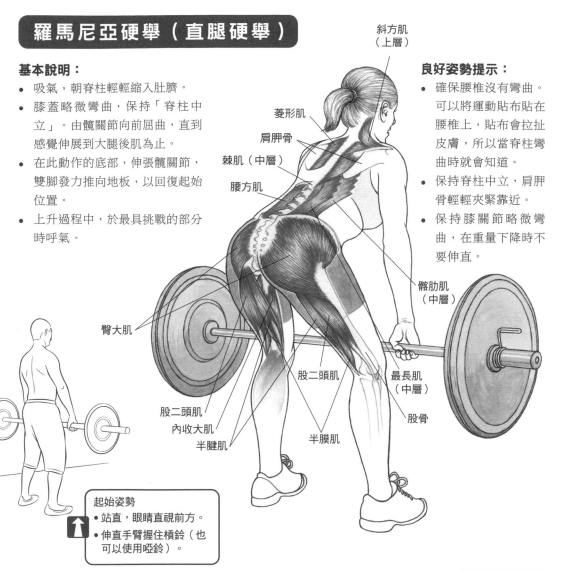

斜方肌（上層）
菱形肌
肩胛骨
棘肌（中層）
腰方肌
臀大肌
股二頭肌
內收大肌
半腱肌
股二頭肌
半膜肌
髂肋肌（中層）
最長肌（中層）
股骨

起始姿勢
- 站直，眼睛直視前方。
- 伸直手臂握住槓鈴（也可以使用啞鈴）。

動作分析	關節	關節動作	作用肌肉
關節1	髖關節	往下：屈曲 往上：伸張	臀大肌、臀中肌（後側纖維）、股二頭肌、半腱肌、半膜肌、內收大肌（後側纖維）
關節2	腰椎	穩定：伸張	多裂肌、棘肌、最長肌、髂肋肌、腰方肌、棘間肌
關節3	肩胛骨	內收	斜方肌（中間纖維）、大和小菱形肌
關節4	腕關節	抓握：屈曲	橈側屈腕肌、尺側屈腕肌、掌長肌、屈指淺肌

單臂推纜繩

起始姿勢
- 以低側跨步蹲的姿勢，背對纜繩機站立。
- 以前腿的對側手抓住纜繩握把（基於安全原因，在側跨步蹲姿勢之前先抓住握把）。

➡

基本說明：
- 吸氣，朝脊柱輕輕縮入肚臍。
- 推後腳，發力使體重遠離機器。旋轉軀幹遠離機器，並且像揮拳一樣推動纜繩。推的時候，對側手臂向後發力以產生反向旋轉。
- 在推動過程最具挑戰的部分時，噘起嘴唇呼氣。
- 將纜繩回復到起始位置，保持肚臍縮入，同時吸氣。

良好姿勢提示：
- 保持軀幹直立，眼睛直視前方。
- 保持前臂與纜繩呈一直線，手腕伸直。
- 向前移動體重，旋轉軀幹，手臂以平穩的動作去推動。

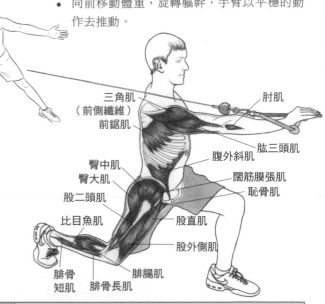

三角肌（前側纖維）
前鋸肌
肘肌
肱三頭肌
腹外斜肌
臀中肌
臀大肌
闊筋膜張肌
股二頭肌
恥骨肌
比目魚肌
股直肌
股外側肌
腓骨短肌
腓腸肌
腓骨長肌

動作分析	關節	關節動作	作用肌肉
關節1	踝關節	後腿：蹠屈 前腿：背屈	後腿：腓腸肌、比目魚肌、脛後肌、腓骨長和短肌
關節2	膝關節	後腿：伸張 前腿：屈曲	後腿：股直肌、股內側肌、股中間肌、股外側肌
關節3	髖關節	後腿：伸張、內轉 前腿：屈曲、內轉	後腿：臀大肌、臀中肌（後側纖維）、股二頭肌、半腱肌、半膜肌、臀中肌（前側纖維）、臀小肌、恥骨肌、內收短、長和大肌、股薄肌、闊筋膜張肌
關節4	脊柱	旋轉	同側：腹內斜肌 對側：多裂肌、迴旋肌、腹外斜肌
關節5	肩胛骨	推動：外展 回復：內收	胸小肌、前鋸肌
關節6	肩關節	推動：水平內收 回復：水平外展	三角肌（前側纖維）、胸大肌（上方纖維）
關節7	肘關節	推動：伸張 回復：屈曲	肱三頭肌、肘肌
關節8	前臂	推動：旋前 回復：旋後	旋前圓肌、旋前方肌

單臂啞鈴聳肩

基本說明：

- 吸氣，朝脊柱輕輕縮入肚臍。
- 握住啞鈴的那一側肩部向上聳起。
- 在通過最困難的部分時，噘起嘴唇呼氣。

良好姿勢提示：

- 保持良好的軀幹姿勢，不要讓肩部向前突出。
- 保持頭部靜止，避免頭部側彎和前突。

> **起始姿勢**
> • 以良好的姿勢站直，雙腳分開與肩同寬，一隻手握住啞鈴。

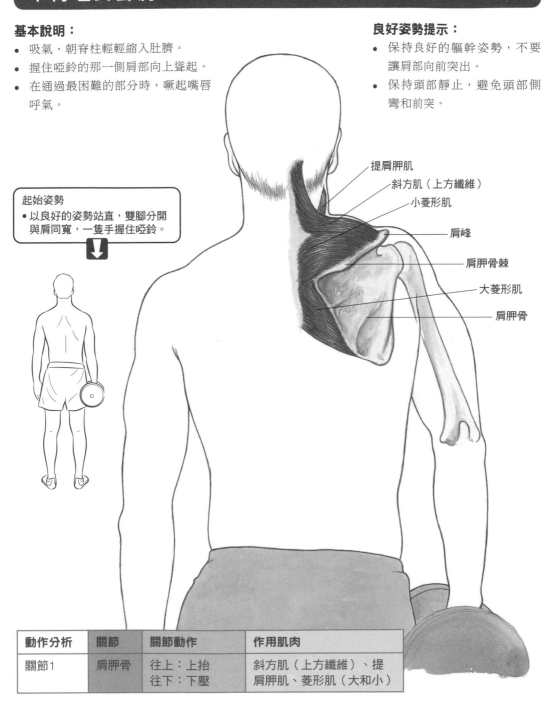

提肩胛肌
斜方肌（上方纖維）
小菱形肌
肩峰
肩胛骨棘
大菱形肌
肩胛骨

動作分析	關節	關節動作	作用肌肉
關節1	肩胛骨	往上：上抬 往下：下壓	斜方肌（上方纖維）、提肩胛肌、菱形肌（大和小）

單臂拉纜繩

基本說明：

- 吸氣，朝脊柱輕輕縮入肚臍。
- 推前腳腳跟，發力使體重遠離機器。旋轉軀幹遠離機器，並且像拉弓一樣拉動纜繩。拉的時候，對側手臂向前發力以產生反向旋轉。
- 在拉動過程最具挑戰的部分時，噘起嘴唇呼氣。
- 將纜繩回復到起始位置，吸氣並保持肚臍縮入。

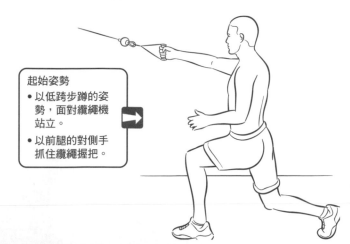

起始姿勢
- 以低跨步蹲的姿勢，面對纜繩機站立。
- 以前腿的對側手抓住纜繩握把。

動作分析	關節	關節動作	作用肌肉
關節1	踝關節	前：蹠屈 後：背屈	前腳：腓腸肌、比目魚肌、脛後肌、腓骨長和短肌
關節2	膝關節	前：伸張	股直肌、股內側肌、股中間肌、股外側肌
關節3	髖關節	前：伸張 後：外轉	前：臀大肌、臀中肌（後側纖維）、股二頭肌、半腱肌、半膜肌、內收大肌（後側纖維） 後：臀大肌、臀中肌（後側纖維）、股二頭肌、縫匠肌、腰大肌、髂肌、梨狀肌、股方肌、孖上和下肌、閉孔外和內肌
關節4	脊柱	旋轉	同側：腹內斜肌 對側：多裂肌、迴旋肌、腹外斜肌
關節5	肩胛骨	拉動：內收 回復：外展	斜方肌（中間纖維）、大和小菱形肌
關節6	肩關節	拉動：水平外展、伸張 回復：水平內收	三角肌（後側纖維）、棘下肌、小圓肌、闊背肌、大圓肌
關節7	肘關節	拉動：屈曲 回復：伸張	肱二頭肌、肱肌、肱橈肌、橈側屈腕肌、掌長肌
關節8	前臂	拉動：旋後 回復：旋前	肱二頭肌、旋後肌

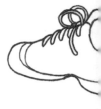

良好姿勢提示：

- 保持軀幹直立，眼睛直視前方。
- 保持前臂與纜繩呈一直線，手腕伸直。
- 向後移動體重，旋轉軀幹，手臂以平穩的動作去拉動。

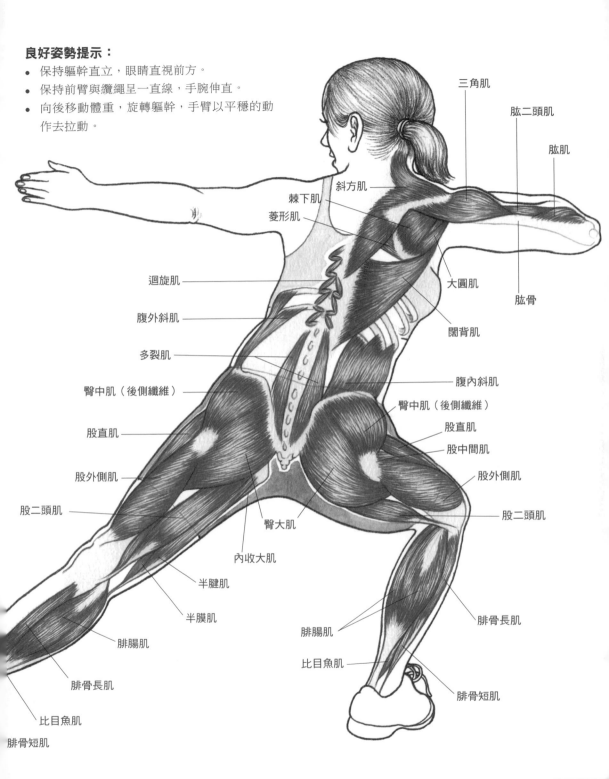

三角肌

肱二頭肌

肱肌

斜方肌

棘下肌

菱形肌

迴旋肌

腹外斜肌

多裂肌

臀中肌（後側纖維）

股直肌

股外側肌

股二頭肌

大圓肌

肱骨

闊背肌

腹內斜肌

臀中肌（後側纖維）

股直肌

股中間肌

股外側肌

股二頭肌

臀大肌

內收大肌

半腱肌

半膜肌

腓腸肌

腓骨長肌

比目魚肌

腓骨短肌

腓腸肌

比目魚肌

腓骨長肌

腓骨短肌

球上仰臥彈力帶髖關節伸張

基本說明：

- 吸氣，朝脊柱輕輕縮入肚臍。
- 呼氣時將髖部向地板降低。
- 降低髖部直到靠近地面。可以讓球稍微地移動。
- 慢慢將髖部抬起回復到起始位置，吸氣時用腳跟中間來推動。

良好姿勢提示：

- 保持小腿垂直地面。
- 在底部時，使用臀肌向上發力。
- 在動作中，保持膝關節不向內夾。

起始姿勢
- 頭部、頸部和肩部皆仰臥在瑞士球上，雙腳平放在地板上，彈力帶在大腿低處。
- 將舌頭頂在前排牙齒後方的上顎。

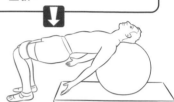

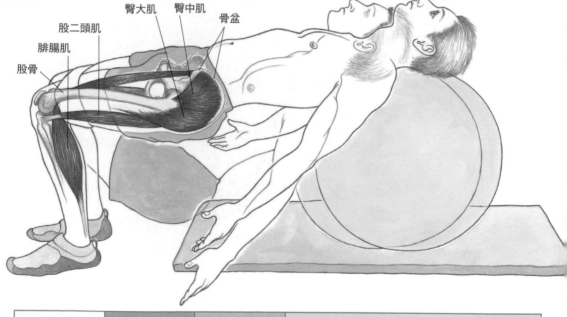

動作分析	關節	關節動作	作用肌肉
關節1	髖關節	往下：屈曲 往上：伸張	臀大肌、臀中肌（後側纖維）、股二頭肌、半腱肌、半膜肌、內收大肌（後側纖維）
關節2	膝關節	往下：屈曲 往上：伸張	股直肌、股內側肌、股中間肌、股外側肌
關節3	踝關節	往下：背屈 往上：蹠屈	腓腸肌、比目魚肌、脛後肌、腓骨長和短肌

水中慢跑

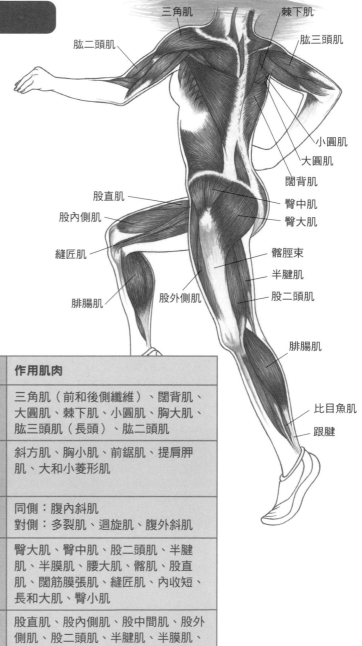

基本說明：

- 以不會造成疼痛的舒適速度開始行走。
- 只要不會感到疼痛，可以在每次訓練時逐步增加步行／慢跑的速度。
- 可以使用不同的方向，例如向前、向後和側向練習。

良好姿勢提示：

- 盡量嘗試使用正常的步態模式。
- 保持良好的關節排列，尤其需保持膝關節在第二腳趾正上方。

圖標註：三角肌、肱二頭肌、棘下肌、肱三頭肌、小圓肌、大圓肌、闊背肌、臀中肌、臀大肌、髂脛束、半腱肌、股二頭肌、腓腸肌、比目魚肌、跟腱、股直肌、股內側肌、縫匠肌、腓腸肌、股外側肌

動作分析	關節	關節動作	作用肌肉
關節1	肩關節	屈曲、伸張	三角肌（前和後側纖維）、闊背肌、大圓肌、棘下肌、小圓肌、胸大肌、肱三頭肌（長頭）、肱二頭肌
關節2	肩胛骨	向上旋轉、向下旋轉、外展、內收	斜方肌、胸小肌、前鋸肌、提肩胛肌、大和小菱形肌
關節3	脊柱	旋轉	同側：腹內斜肌 對側：多裂肌、迴旋肌、腹外斜肌
關節4	髖關節	伸張、屈曲	臀大肌、臀中肌、股二頭肌、半腱肌、半膜肌、腰大肌、髂肌、股直肌、闊筋膜張肌、縫匠肌、內收短、長和大肌、臀小肌
關節5	膝關節	伸張、屈曲	股直肌、股內側肌、股中間肌、股外側肌、股二頭肌、半腱肌、半膜肌、股薄肌、縫匠肌、腓腸肌、膕肌、蹠肌
關節6	踝關節	蹠屈、背屈	腓腸肌、比目魚肌、脛後肌、腓骨長和短肌

起始姿勢
- 站直在水深到腰部高度或更高的游泳池中。

肌力運動

伐木運動

基本說明：

- 以側跨步蹲的姿勢，背對纜繩機站立，將70%的體重放在內側腿上。
- 用遠離機器的手抓住纜繩握把。將靠近機器的手放在另一隻手的上面。
- 吸氣，朝脊柱輕輕縮入肚臍。
- 推靠近機器的腳，發力使體重遠離機器。旋轉軀幹遠離機器，並且像伐木一樣扭轉纜繩。

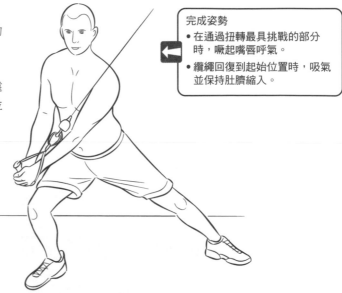

完成姿勢
- 在通過扭轉最具挑戰的部分時，嘬起嘴唇呼氣。
- 纜繩回復到起始位置時，吸氣並保持肚臍縮入。

動作分析	關節	關節動作	作用肌肉
關節1	脊柱	旋轉	同側：腹內斜肌 對側：多裂肌、迴旋肌、腹外斜肌
關節2	肩胛骨	向下旋轉、向上旋轉、內收、外展、上抬、下壓	斜方肌（上和下方纖維）、胸小肌、前鋸肌
關節3	肩關節	伸張、屈曲	肱三頭肌、肘肌
關節4	髖關節	內轉、外轉、外展、內收	內側腿：臀大肌、臀中肌、臀小肌、闊筋膜張肌、縫匠肌、恥骨肌、內收短、長和大肌、股薄肌、半腱肌、半膜肌 外側腿：臀大肌、臀中肌（後側纖維）、股二頭肌、縫匠肌、腰大肌、髂肌、梨狀肌、股方肌、孖上和下肌、閉孔外和內肌
關節5	膝關節	伸張、屈曲	股直肌、股內側肌、股中間肌、股外側肌
關節6	踝關節	蹠屈、背屈	腓腸肌、比目魚肌、脛後肌、腓骨長和短肌

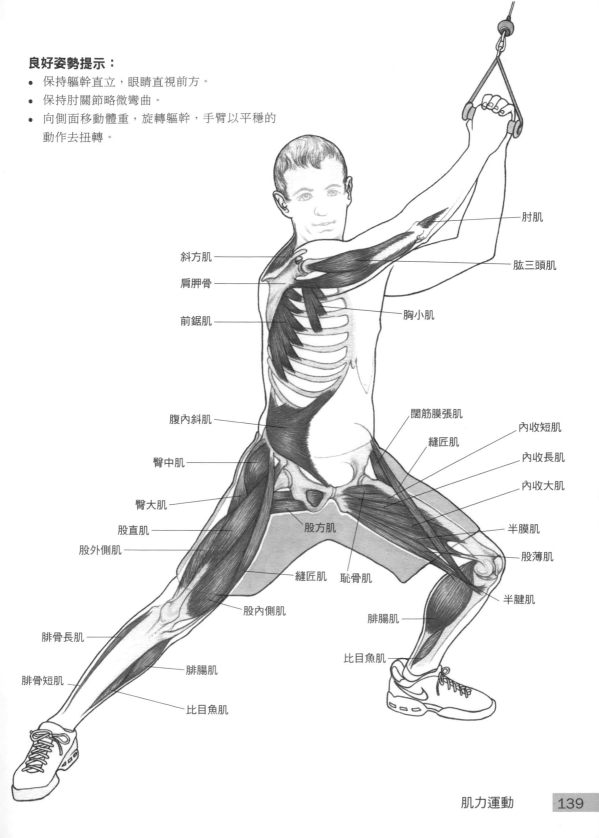

良好姿勢提示：

- 保持軀幹直立，眼睛直視前方。
- 保持肘關節略微彎曲。
- 向側面移動體重，旋轉軀幹，手臂以平穩的
  動作去扭轉。

肘肌

斜方肌

肱三頭肌

肩胛骨

前鋸肌

胸小肌

腹內斜肌

闊筋膜張肌

內收短肌

縫匠肌

臀中肌

內收長肌

內收大肌

臀大肌

股直肌

半膜肌

股外側肌

股方肌

股薄肌

縫匠肌

恥骨肌

半腱肌

股內側肌

腓腸肌

腓骨長肌

比目魚肌

腓腸肌

腓骨短肌

比目魚肌

伸腕肌

基本說明：

- 手掌朝後握住球。
- 在沒有感到疼痛的情況下，盡量向上伸張腕關節。
- 慢慢降低直到屈曲。

起始姿勢
- 雙腳分開與髖部同寬站立，一隻手握住小藥球或啞鈴。

良好姿勢提示：

- 保持良好的軀幹姿勢。
- 在無痛範圍內，保持緩慢的動作。

屈腕肌

基本說明：

- 手掌朝前握住球。
- 在沒有感到疼痛的情況下，盡量向上屈曲腕關節。
- 慢慢降低直到伸張。

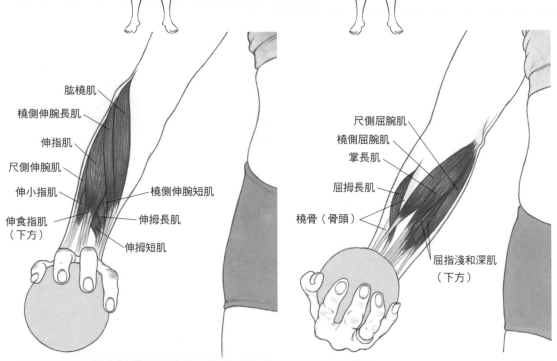

伸腕肌：肱橈肌、橈側伸腕長肌、伸指肌、尺側伸腕肌、伸小指肌、伸食指肌（下方）、橈側伸腕短肌、伸拇長肌、伸拇短肌

屈腕肌：尺側屈腕肌、橈側屈腕肌、掌長肌、屈拇長肌、橈骨（骨頭）、屈指淺和深肌（下方）

動作分析	關節	關節動作	作用肌肉
伸肌群	腕關節	往上：伸張 往下：屈曲	橈側伸腕長和短肌、尺側伸腕肌、伸指肌、伸食指肌、伸小指肌、伸拇長肌、伸拇短肌
屈肌群	腕關節	往上：屈曲 往下：伸張	橈側屈腕肌、尺側屈腕肌、屈指淺和深肌、掌長肌、屈拇長肌

memo

運動傷害診斷與復健訓練

出　　　版／楓書坊文化出版社
地　　　址／新北市板橋區信義路163巷3號10樓
郵 政 劃 撥／19907596　楓書坊文化出版社
網　　　址／www.maplebook.com.tw
電　　　話／02-2957-6096
傳　　　真／02-2957-6435
作　　　者／利‧布蘭登
繪　　　圖／詹姆斯‧柏倫奇
譯　　　者／吳肇基
企 劃 編 輯／陳依萱
校　　　對／黃薇霓
港 澳 經 銷／泛華發行代理有限公司
定　　　價／420元
初 版 日 期／2020年12月

國家圖書館出版品預行編目資料

運動傷害診斷與復健訓練 ／ 利‧布蘭登作
；吳肇基譯. -- 初版. -- 新北市：楓書坊文
化, 2020.12　面；　公分

ISBN 978-986-377-640-6（平裝）

1. 運動傷害　2. 復健醫學

416.69　　　　　　　109015561